I want to improve my skills

看護の現場ですぐに役立つ

看護の基本スキル

患者さんにやさしい看護技術と対人スキル！

大坪 陽子／岡田 宏子 著

雑賀 智也 監修

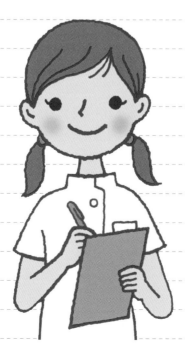

秀和システム

まえがき

　本書は、新人看護師を対象として「基礎看護技術」を病棟での実践に即したかたちで学んでいただけるようにまとめました。本書の特徴は以下の2点です。

● 看護技術の手順の中で最優先すべきことを、病棟の日勤帯の流れに沿って解説しています。
● 看護技術を最大限に活かすためのコツを紹介しています。具体的には、コミュニケーションのとり方や自分の感情を支えるスキルを、事例をもとに解説しています。

　実践の中では様々な事情で、看護技術を教科書どおりに実施することが難しい場合があります。この本では、一連の手順の中で最も重要なポイントは何か、を解説するようにしました。

　また優れた看護技術があっても、対人スキルの未熟さゆえ、思いどおりに業務が回らない場面がありえます。看護師1年目の方にとっても、指導する先輩方にとっても、このような状況は望ましくありません。本書は、単に技術的側面だけでなく、対人スキルの悩みにも対処できるよう丁寧にサポートします。

　本書では、みなさんが学生のときから慣れ親しんだ事項や、施設によって違いの大きな事項は割愛するか、原則およびよくあるトラブルを述べるにとどめています。割愛されている内容についてはマニュアルや動画サイトなどでご確認ください。

2020年3月　著者一同

看護の現場ですぐに役立つ
看護の基本スキル

contents

chapter 1 イントロダクション 1日の仕事

前編　看護技術の優先事項（テクニカルスキル）

chapter 2 情報収集

chapter 3 最初のラウンドと朝の検温

chapter 4 移乗、移送

chapter 5 手術、検査出し、迎え

chapter 6 薬剤の投与

chapter
7 定時のラウンド(巡視)

chapter
8 排泄と清潔保持の支援、気道吸引

chapter
9 食事どきのケア

chapter 10　検体採取

chapter 11　急変時の対応

chapter 12 看護師が行う記録

後編 看護スキルを活かすためのたしなみ（ノンテクニカルスキル）

chapter 13 業務上知っておくべき人間の性質

chapter 14 報告、連絡、相談

chapter 15 自己省察

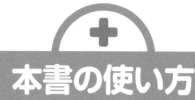

本書の使い方

　本書はイントロダクション、前編、後編から構成されています。

　イントロダクションでは病棟業務の全体像を概観します。前編では、基礎看護技術の最重要事項を、よくあるトラブルとともに紹介しています。後編では、他のスタッフとの連携の仕方や自己省察の仕方など、基礎看護技術を活かすために必要なことがらを紹介しています。

　本文中で、より上級編となる内容はcolumn(コラム)にまとめてあります。また、ポイントとして注目すべき点には、Nurse Noteを挿入しています。ぜひ参考にしてみてください。

　より詳しく知りたい方は参考文献にもチャレンジしてみてください。

・イントロダクション (chapter1)：日勤帯の典型的な業務と人間の基本的な性質

・前編 (chapter2〜12)　：看護技術の優先事項(テクニカルスキル)……情報収集から記録まで

・後編 (chapter13〜15)：看護技術を活かすためのたしなみ(ノンテクニカルスキル)

　　　　　　　　　　　　　　　……基本的な人間の性質から自己省察まで

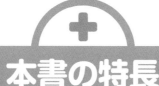

本書の特長

　看護師になりたてで、すべての基礎看護技術を理想どおりにこなせる人はいません。まずは「してはいけないこと」を知って、最低限、患者さんに害を与えないことを目指しましょう。

　この本は基礎看護技術を実践する際に、最優先されるべきポイントを中心に書いています。本書は入職したての看護師が、自分の実践を理想的な看護に近づけるための入門書です。

役立つポイント1　看護技術の中で優先すべきポイントがわかる

　新人ナースが学生時代に習った基礎看護技術を日勤の業務に即して学び直す、というスタイルをとっています。本書を通じて、基礎看護技術の中で優先すべき内容がわかります。

役立つポイント2　看護技術の中で起こりやすいトラブルがわかる

　看護技術のご法度(してはいけないこと)のもとになった事例から、最低限、注意しなければならないことがわかります。

役立つポイント3　実務のうえで必要な連携の仕方がわかる

　看護技術を活かして働くためのコミュニケーションスキルの具体例がわかります。

役立つポイント4　実務のうえで必要な感情の和らげ方がわかる

　実務における人間関係を通して様々な感情が湧き起こってきます。看護の実践の中でよく聞かれる悩みやつらさについて、自分をいたわるための基本的なスキルがわかります。

役立つポイント5　先輩看護師からのアドバイスを得られる

　先輩看護師からのワンポイントアドバイスを随所に入れているので、併せて読むことでより理解が深まります。

この本の登場人物

本書の内容をより深く理解していただくために
医師、ベテランナース、先輩ナースがアドバイスやポイントの説明をしています。
また、新人ナースや患者のみなさんも登場します。

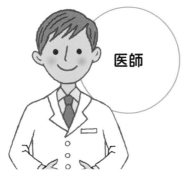

医師

病院の勤務歴8年。的確な判断と処置には定評があります。

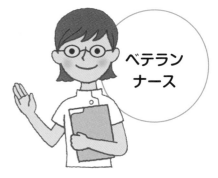

ベテランナース

看護師歴10年。やさしさの中にも厳しい指導を信念としています。

先輩ナース

看護師歴5年。身近な先輩であり、新人ナースの指導役でもあります。

新人ナース

看護師歴1年。看護の関わり方、ケアについて勉強しています。医師や先輩たちのアドバイスを受けて早く一人前のナースになることを目指しています。

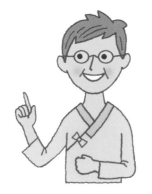

患者のみなさん

患者さんからも、ナースへの気持ちなどを語っていただきます。

chapter 1

イントロダクション

1日の仕事

このchapterでは一般的な病棟の日勤帯の流れと、
対応する本書のページを紹介します。

病棟の仕事の特徴

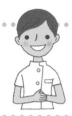

病棟では、同時多発的に起きる様々な出来事に対応しながら、決められた業務をこなします。そのためには、技術だけでなく、人との関わり方がとても大切です。

上手に支援を求めよう

採血が上達する、スムーズに点滴を付け替えられるようになる、といった技術面の向上は見えやすくてうれしいものです。

しかしながら、個々の技術が向上するだけでは乗り切れないのが病棟の仕事です。

病棟の日勤帯には、医師の仕事を支援する業務（手術・検査・処置の介助や送迎など）と、患者の生活を支援する業務（清潔ケアや食事・排泄の援助）が集中しています。

アレも、コレも、と気がかりなことがあるときには、ミスが起こりやすくなりがちです。

この本では、技術面だけでなく、上手に先輩や医師や患者さんの手を借り、知恵を借りて、全体をカバーしていくコツを一緒に考えていきましょう。

上手に支援を受けることも、
一つのスキルです。

ベテランナース

日勤帯の大まかな仕事の流れ

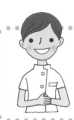

病棟業務の詳細は施設・配属先によって違いますが、大まかな流れは似ています。
次ページにあなたの勤務先の仕事の流れを書いてみましょう。

平日日勤帯の業務の流れ（例）

この表は典型的な例です。

時刻	業務内容
8：30	情報収集（➡p.16参照）、申し送り
9：00	ご挨拶（➡p.26参照）、環境整備
9：30	手術、検査、透析、外来出し（➡p.45参照）
10：00	点滴更新、定時ラウンド（➡p.70参照）
11：00	清潔の援助（➡p.81参照）
11：30	経管栄養のセッティング、滴下開始（➡p.99〜104参照）
11：45	食前薬、血糖測定、インスリン（➡p.91〜95参照）
12：00	定時ラウンド（➡p.69参照）
12：30	配膳、食事介助（➡p.89参照）
12：45	下膳、食後薬
13：00	点滴更新
14：00	定時ラウンド、カンファレンス
15：30	記録（➡p.135参照）、申し送り、振り返り（➡p.161参照）
16：00	定時ラウンド

書き出してみよう！　自分の日勤

　流れを把握することで、見通しを立てながら動くことができるようになります。

時刻	業務内容
：	
：	
：	
：	
：	
：	
：	
：	
：	
：	
：	
：	
：	
：	
：	
：	
：	
：	
：	
：	

業務が集中している時間帯は先輩たちも忙しくなりがちです。忙しくなる前に、できるだけ話をしておくことも大切です。

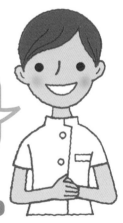

先輩ナース

前編
看護技術の優先事項
（テクニカルスキル）

chapter 2

情報収集

1日の業務の質、効率を決める情報収集。
どのようなコツがあるのか見ていきましょう。

効率よく情報収集するコツは？

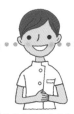

先輩たちはどのように情報収集しているのでしょう。いろいろな方法がありますが、その例と、ポイントを紹介します。

まずは各患者さんのおおよその状況を把握しよう

すべての記録を読んで把握するというのは、時間的に無理です。絶対に必要な情報をまずは収集しましょう。

確認のポイント
□ 疾患名
□ 治療の種類と経過（開始後何日目、術後何日目など）
□ アレルギーの有無
□ 現在のトピック（合併症や副作用、疼痛や退院調整など、何に重点を置いた関わりが行われているか、ここ数日のカルテ内容から把握する）

次に今日の予定（指示）を確認しよう

医師の指示、看護計画による指示を確認します。

確認のポイント
□ 投薬（内服・点滴の内容とスケジュール）
□ 検査（採血、尿検査、レントゲンやカテーテル検査など、検査室への移動を伴う検査）
□ 処置（術前処置、腹腔穿刺、ドレーン抜去など、看護師が行う処置と医師の介助をする処置）
□ 看護ケア（離床訓練、足浴、洗髪など看護計画で組まれていたり、本人の希望などがある場合）
□ 観察部位と時間指示（バイタルサイン、血糖測定などの時間指示、術後の場合は創部およびドレーンの挿入部位など）

見やすく、使いやすいワークシートをつくろう

　自分なりに使用しやすいワークシートをつくっ
ておきましょう。どこになんの情報をメモしてお
くかルール化しておくことで、必要な情報を漏れ
なく収集でき、処置や観察を忘れることなく実施
するのに役立つワークシートになります。

▼ワークシートの例

名前	現病(既往歴)	点滴	内服	処置	ケア	VS・症状・観察	食事	便	尿
705 ○○○さん アレルギー ( )	肝ぞうがん 肝部分切除術後3日目 ドレーン・胆嚢tube tube ・肝離断面 (・血性) ・尿カテ 痛み:ボルタミン坐 21°最終 (DM、高血圧あり)	ソリタT-1 10°-18° セファメジン 9°	食前: ベイスン	ドレーン抜去 尿カテ抜去 ガーゼ交換	清拭(時) 洗髪(時) 離床	T( )、P( ) BP( )、SpO₂( ) ドレーン( ) 痛み( ) 創部( ) ガーゼ浸出( ) 採血結果( )	朝( ) 昼( )		
706 ○○○さん アレルギー ( )									
707 ○○○さん アレルギー ( )									

　記録が必要な観察項目の後ろには ( ) を入れ
ておき、結果をメモできるようにしておいたり、
終わった処置や点滴などは、上から ✓ を入れる
などして残っている業務がわかりやすいようにし
ておくとよいでしょう。

なぜその処置や検査、ケアが患者さんに必要なのか考えよう

医師がオーダーしている検査や処置、ケアにはすべて行う理由があるはずです。その理由を考えながら情報収集をすると、その患者さんの置かれている状況がわかりやすく、またどこに重点を置いて観察しなければならないかが見えてきます。

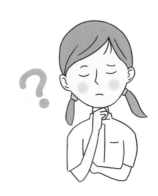

情報を点ではなく線で捉えよう

最初のうちは経験が浅いため、1つの情報から様々なことを想像するのは難しいですが、慣れてくると1つの情報と他の情報とを、つながりのある線として捉えられるようになってきます。

こうして得られた情報から、今日はどのようにすべきか、を考えてみましょう。

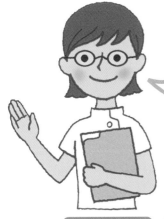

ベテランナース

> 6/2 術後1日目、鎮痛剤を14時に使用
> 6/3 術後2日目、術後離床開始するが創痛強く消極的
> 　　鎮痛剤6時、12時、18時、24時に使用……か。
> 最終鎮痛剤使用時刻が24時だから、もう次の鎮痛剤が使用できるな。

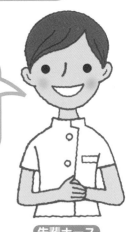

先輩ナース

> 一昨日より鎮痛剤の使用が頻回になっているね。離床を開始したからかな。今日は少しでも積極的に離床を進められるよう、離床前に鎮痛剤を使うことを提案してみようかな。

大切な情報が把握できていない と言われたら？

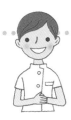

情報収集のときに、大切だと思うところはすべてメモしているはずなのに、先輩たちが知っていることを自分は知らなかった……ということがあります。どのようにしたらよいのでしょうか。

疾患や治療経過の中で患者さんが いまどの位置にいるのかを捉えておこう

急性期、回復期、終末期などの大枠で、また「手術後何日目なのか」「化学療法何クール目の何日目なのか」など治療単位で、その患者さんの置かれている状況について、一般的な経過の中での位置を俯瞰して捉えましょう。クリニカルパスがある場合は簡単に捉えることができると思います。もしパスどおりにいっていないのであれば、なぜ外れているのかを考えれば、おのずと、その患者さんにとって最も重要な情報はわかるでしょう。パスを導入していない場合には、たくさんの患者さんの経過を見るという経験によって俯瞰できるようになりますが、一般的な治療のクリニカルパスは他院のものをインターネット上で見ることもできますので、参考にするとよいでしょう。

申し送りの上手な先輩看護師が 「何を申し送っているか」に注目して聞いてみよう

病棟で申し送りが行われている場合は、先輩たちがそれぞれの患者さんの何をどのような言い回しで申し送っているかに注目して聞いてみましょう。何に重点を置いて患者さんのことを見ているか、その人のトピックがわかります。例えば、術後合併症、退院準備、化学療法の副作用などなど。先輩たちが、どのような情報に注目して情報収集しているかがわかります。

また、ここ2～3日間のカルテ記録で扱われている看護問題やトピックを見ることでも、その患者さんのいま見るべきポイントがわかります。

1日の業務を効率よく進めるための準備とは？

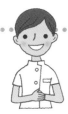

時間どおりにすべての患者さんの点滴や処置をこなすことが難しい……。時間内にすべての業務を終えることができない……。そんな場合は、まず1日のタイムスケジュールを見直してみましょう。

 ## タイムスケジュール表をつくろう

　収集した情報を患者別にメモしておくだけでは、自分の1日の業務の全体像が見えにくい場合があります。1つの時間軸に担当するすべての患者さんの時間業務を記したタイムスケジュール表をつくっておくと、1日の業務がよりイメージしやすく、実施抜けを防ぐことができるでしょう。

　終了した業務は斜線で消していき、1日の途中で入ってきた業務（医師からの点滴・検査指示や緊急手術、入院患者に発生する業務）は随時追加していきます。

　書いてみると、同じ時刻に複数の業務が重なっていることがわかります。

▼タイムスケジュール表の例

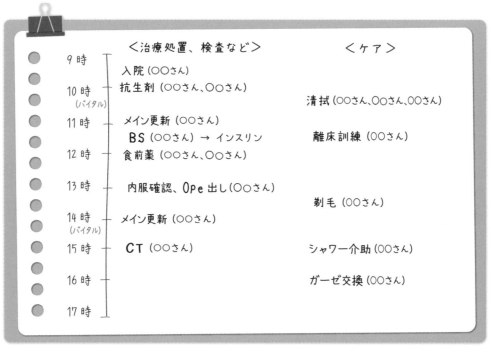

業務の優先順位を考えておこう

受け持つ患者数が増えてくると、どうしても複数の時間業務が重なる時間帯が出てきます。その場合、どの業務を優先して時間どおりに実施しなければならないのか、また、誰のどの処置や観察を優先すべきなのかをイメージしておくことが大切です。

時間どおりに実施しなければならない業務（インスリンや抗生剤投与など）、多少時間が前後しても構わない業務（おむつ交換や体位変換、回復期にある人のバイタルサインチェックなど）、それほど時間が重要ではない業務（清拭、離床訓練など）を頭に入れておくとよいです。

最初のうちは、先輩たちの考える優先順位と異なることも多いため、確認してもらうとよいでしょう。繰り返すうちに、自分でも正確に優先順位を定めることができるようになってきます。

その日の業務に必要なものは
ラウンド開始前に準備しておこう

ナースステーションと病室との間を行ったり来たりするだけでも、動線が悪く時間をとられがちです。新しい入院患者を受け持つときは迎えるのに必要な書類や衣類などの物品、検査前の処置があればそれに必要な物品……など、その日の受け持ち患者に必要となる物品を予測して、あらかじめ揃えておくと効率的です。

準備しておくとよいもの
・処置に必要な物品（血圧計、体温計、聴診器、術前処置用物品、検査着など） ・入院時に必要な書類、術前説明・オリエンテーション・退院指導などに必要な書類

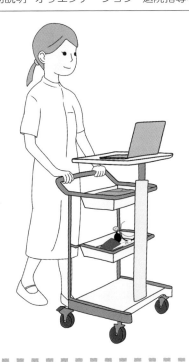

今日の業務のうち「経験のないこと」「不安なこと」は 先輩看護師に伝えておこう

　まだ経験したことがなく1人でできないことや、経験回数が少なく不安の残る業務については、先輩に相談し、一緒に動いてもらいましょう。1人で実施してミスをしたり、時間がかかってし

まったりすると、その後の業務にも影響します。先輩看護師としても、何を手伝ってほしいのか、朝のうちに明確に伝えてもらったほうが、サポートしやすくなります。

1日の行動計画を先輩看護師に見てもらおう

　就職してしばらくは、その日の行動計画を朝、先輩看護師に確認してもらいましょう。
　その際に、そのように計画した根拠、「自分なりの考え」を伝えるようにすると、先輩もアドバイ

スがしやすくなります。1日の終わりにはその計画を評価し、明日からの行動計画に活かしましょう。

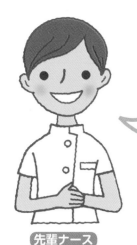

相談するときは相手の手の空くタイミングを見計らい「ご相談があるのですが、いまお時間よろしいですか？」と一声かけてから相談しましょう。

先輩ナース

メモの活用術

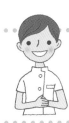

効率よく業務をこなすために、メモの存在は重要です。自分が頻回に確認する内容について、使いやすいようにまとめ、オリジナルメモ集として持っておくと便利です。

よく電話する内線番号表

　日常業務の途中で、医師や検査室など他部署に電話連絡する機会が頻回にあります。

　医師やよく電話する他部署の内線番号を一覧表にして持っておくと、電話番号を確認するためにナースステーションに戻る必要がなく、時間の節約にもなります。

▼内線番号表の例

＜内線番号表＞		＜医師＞	
師長	30581	斉藤吉造	30688
リーダー	30582	井上和夫	30687
助手	30588	長谷川清	30692
栄養部	10929	内藤洋子	30690
手術室	40222	:	
検査部	10686	:	
採血室	10685	:	
薬剤部	10727		

1日のルーチン業務チェックリスト

慣れるまでは1日の業務のチェックリストを活用し、終わったらチェックボックス（□）に✓を入れるようにしていくとよいです。

同様に、以下のような種類のルーチンワークについてそれぞれリストをつくっておくと、抜けをなくすことができて便利です。

▼ルーチンワークのリストの例

・1日のルーチンワークリスト

・週間業務リスト（シーツ交換や各種チェックリスト評価日など）

・入院当日の業務リスト

・退院前日、当日の業務リスト

・手術前日、当日の業務リスト

▼1日のルーチンワークリストの例

□	朝のラウンド（挨拶、申し送り内容の確認、処置やケア時間のお知らせと相談）
□	点滴準備
□	10時：バイタルサイン測定、全身状態の観察
□	昼食前：血糖測定、インスリン投与
□	昼食直前：食前薬の配薬、内服確認
□	12時：食事の配膳、介助
□	13時：食後薬の配薬、内服確認
□	14時：午後のバイタルサイン測定、全身状態確認
□	清潔ケア
□	創部ガーゼチェック

よく使用するスケールや知識の一覧表

意識レベル評価尺度（➡p.31参照）、病棟でよく使用される略語集や薬剤集などについては、表にまとめて持っておくと便利です。よく使用されるものを、定規や瞳孔チェックスケールと一緒にまとめたカードも市販されており、便利に使えます。

カードサイズのメモを作成し、ラミネートして名札の裏に入れておいたり、カードリングでつなげておく方法や、ポケットサイズのメモ帳に一覧表を書き込み、インデックスをつけてすぐに参照できるようにしておく方法もあります。別売の補充ページや資料のコピーなどを追加できるタイプのものにしておくと、新たに必要だと思ったものを追加したり、習慣として定着したものを外したりしやすいです。

先輩からもらった助言はワークシートにメモしておいて、1日の業務の終了時に見直します。重要なものはいつも持ち歩いているメモ帳に追加していきます。

chapter 3

最初のラウンドと
朝の検温

ここが１日の始まりで、
その日の流れを左右します。
懸念事項はしっかり確認しておきましょう。

最初のラウンドでは何をする?

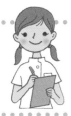

最初のラウンドでは、患者さんとよい関係を築き、収集した情報や申し送りの内容と照らし合わせて実際の状況を把握することで、今日1日の看護を効果的に行うための準備をします。

挨拶

その日の担当看護師が自分であることを伝え、挨拶を兼ねて受け持ち患者をさっとひと回りしてきます。

信頼関係づくりの第一歩です。身なりや言葉遣い、マナーには気をつけましょう。

環境整備

患者さんにとって気持ちよく安全に過ごせる環境であるかどうか確認し、環境を整えておくことで、患者さんの不用な動きを減らし、転倒などを防ぎます。

環境整備の確認のポイント
□ センサー、ナースコールは正しい位置にある?　作動する? 　➡患者さんの状態とナースコールの位置、センサーの種類も考える □ 環境整備 (スリッパや物品、コントローラーの位置、ベッドの高さ、柵、ガーグルベースンなど) □ 患者さんのもとを去るときは必ず、ルート類が整理されているか、患者さんの動線上やベッド周囲に障害物がないかを確認してから去る (転倒予防のため)

シーツの軽い汚れや部屋の掃除など、気づいたけれども急ぐ必要のないことは、この時点で行う必要はありません。1日の比較的時間のあるときに行えるように、スケジュールにメモしておきましょう。助手さんなどに手伝ってもらえる場合は、相談してみましょう。

先輩ナース

検査・治療スケジュールの確認

　今日1日のスケジュールを確認します。検査・治療・処置の予定や時間をお知らせし、洗髪や足浴などのケアの時間を相談します。

　患者さん自身にスケジュールを把握しておいてもらうことで、検査や治療をスムーズに行った

り、業務の抜けを防げたりすることもあります。また、検温や訪室の時間をあらかじめ伝えておくことで、患者さんは行動しやすくなり、看護師も何度も訪室する手間を省けます。

申し送り事項、情報収集内容との照らし合わせ

　申し送りで受けたこと、カルテで確認したことと異なる状況ではありませんか？

申し送り内容やカルテ記載内容と異なる例
・排尿バッグに尿がたまっていない。夜間に尿を破棄した記録も申し送りもないが、本当に尿が出ていないのか確認したい。
・昨日漿液性だったドレーン廃液の色が淡血性になっている。夜間はどうだったのか、確認したいが、申し送りも記録もなかった。　……などなど

　申し送り内容やカルテ記載内容と異なる場合は、前勤務者が帰ってしまう前に確認しなければなりません。最初のラウンドで全体を手短に観察し、大切なことは必ず前勤務者に確認しておきましょう。

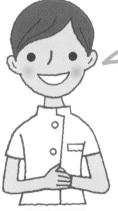

先輩ナース

患者さんに挨拶したのちに、聞きたいことを聞きながらコミュニケーションを図り、患者さんの状態を把握します。同時に環境にも目を配り、さりげなくナースコールなどの位置を調整したりします。

このタイミングでできることをしておくことで、1日の業務がうまく流れます。
各患者さんとの相談で、ケアの時間まで決まったら、もう一度その日のタイムスケジュールを確認しておきましょう。

ベテランナース

検温の時間には何をする?

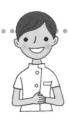

バイタルサインを測定し、全身状態を観察します。ここでは、それぞれの測定におけるポイントを再確認し、効率よく実施するための技も併せて紹介します。

体温の測定

　測定部位や体位、状態によって少しずつ体温が異なります。

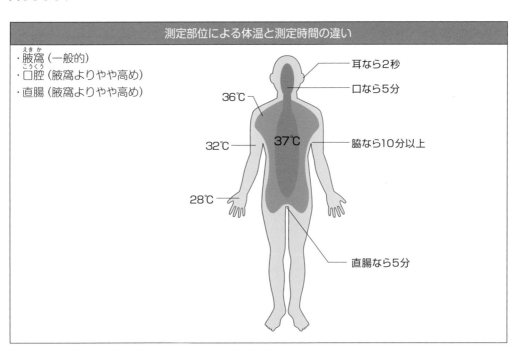

測定部位による体温と測定時間の違い

・腋窩(えきか)(一般的)
・口腔(こうくう)(腋窩よりやや高め)
・直腸(腋窩よりやや高め)

耳なら2秒
口なら5分
脇なら10分以上
直腸なら5分

36℃
32℃
37℃
28℃

状態による体温の違い

・麻痺(まひ)側は血流が悪く、健側よりも低めになる。
・側臥位(そくがい)では血流量の関係で下側が低め、上側は高めになる。
・るいそうが激しい場合は、正しい体温が出にくいことがある(上腕をしっかり前胸部寄りに密着させ、看護師が固定するようにする)。
・発汗がある場合は気化熱により低くなる(タオルで押さえ拭きをしてから測定する)。

血圧の測定

マンシェットは指2本が入るくらいのきつさで巻きます（きつすぎると血圧が高くなり、緩すぎると低くなります）。

分厚い服の上から測ると、血圧が高めに出たり、まくり上げることで血管が収縮し血圧が変化しやすくなる可能性があります。上着などを脱いでもらってから測りましょう。

▼血圧の測定方法

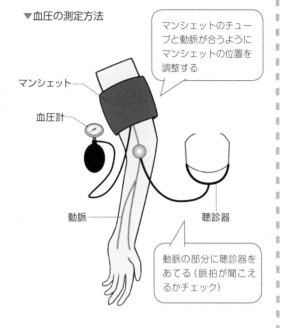

マンシェット

血圧計

動脈

聴診器

マンシェットのチューブと動脈が合うようにマンシェットの位置を調整する

動脈の部分に聴診器をあてる（脈拍が聞こえるかチェック）

脈拍の測定

橈骨動脈に人差し指（示指）、中指、薬指をあてて測定します（親指は感覚が鈍いのでおすすめしません）。

脈拍を測定すると同時に、皮膚の乾燥や湿った感じ、表面温度（冷感や熱感）なども一緒に感じ取るようにします。

▼脈拍の測定

橈骨動脈

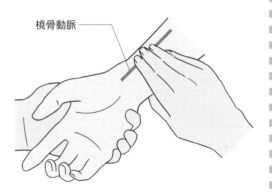

呼吸の観察

本人に意識させてしまうと呼吸状態に影響することがあるため、脈拍測定からの続きで、手はそのままで目線だけそっと胸郭の動きに移し、呼吸数をカウントします。

●呼吸音

聴診器をあてて、1か所につき吸気呼気の両方の呼吸音を聴取します。下葉は背面にしか面しておらず、腹側からは聴き取りにくいため、背面から聴取します。

●SpO₂

指先にパルスオキシメータを装着して、血中の酸素飽和度を測ります。マニキュアを塗っていると、赤外線を通さないことがあるため注意します。

▼呼吸音を聴診する部位と順番

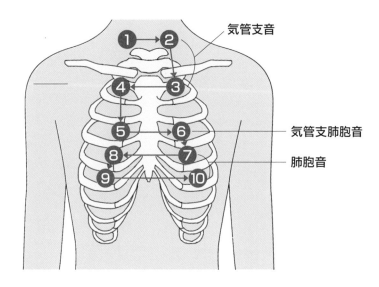

意識レベルの評価

意識障害の評価方法としては主にGCSとJCSが使われます。簡単に「見当識」（自分の置かれている状況を把握する能力で、日付、場所、人がわかること）の有無を評価することもあります。

Glasgow Coma Scale (GCS)	
E：eye opening（開眼）	
自発的に開眼	4
呼びかけで開眼	3
痛み刺激で開眼	2
開眼なし	1
V：verbal response（言語反応）	
見当識正常の会話	5
会話に混乱がある	4
単語のみ	3
意味不明の音声のみ	2
発語なし	1
M：best motor response（運動反応）	
命令に従う	6
疼痛部を認識する	5
逃避反応	4
四肢の異常屈曲反応	3
四肢の異常伸展反応	2
動きなし	1

各項目の点数を合計する（最低3点、満点15点）

Japan Coma Scale (JCS)	
Ⅰ．覚醒（開眼）している	
なんとなくはっきりしない	1
見当識障害あり	2
名前、生年月日が言えない	3
Ⅱ．刺激すると覚醒（開眼）する	
呼びかけで容易に開眼する	10
大きな声、体をゆさぶれば開眼	20
痛み刺激で辛うじて開眼する	30
Ⅲ．刺激しても覚醒（開眼）しない	
はらいのける動作をする	100
手足が少し動く、顔をしかめる	200
まったく動きなし	300

R：不穏、I：糞尿失禁、A：自発性喪失（20R,30Iなどと表記する）

バイタルサインの結果を見ながら、考えられる原因や必要なケアを考えます。発熱の程度によってはクーリングや解熱剤の投与を考えたり、SpO_2が低ければ酸素吸入の開始を考え、医師に報告したりします。

新人ナース

バイタルサインの測定から 全身状態の観察までを効率よく行うコツ

　バイタルサインの測定と全身状態の観察は、基本的な方法を守ることが大切ですが、効率よく観察するために次のような手順で行うこともあります。

バイタルサイン測定〜全身状態観察のポイント
□ 片方の脇で体温を測ってもらいつつ、反対の腕で血圧を測る。
□ 脈拍は正常洞調律であれば30秒×2。
□ 脈拍や血圧測定で患者さんに触れるとき、ついでにおおよその体温や、皮膚の状態（乾燥や湿潤、発汗など）も感じ取ったり、観察しておく。
□ 点滴刺入部やルート交換のタイミングも確認。
□ 創部の観察やガーゼ交換の際に、ドレーン刺入部や固定の確認、尿カテーテル固定確認、腹部・胸部の聴診、褥瘡の有無の確認などをしておく。
□ トイレ介助が必要な人は、訪室時に尿意を確認しておく。できれば次回のトイレ時間を予測してそのころに別件で訪室した場合にも確認する。

　慣れてくると、今日の予定の中で組み合わせられるものを一緒に行うこともできます。特に、時間の縛りのないものは、時間で行う処置とセットで行うと、無駄な動線や訪室を減らすことが可能です。

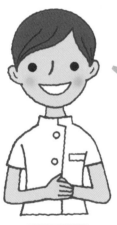

先輩ナース

組み合わせて行うと効率のよいものもあります。例えば、病衣交換の日は、可能な場合は着替えのときに一緒に傷の観察と処置をしています。朝のうちに病衣と一緒にガーゼとテープをセットで用意しておくと、効率よくできます。

ナースコールで呼ばれたり、何かの用事で訪室したら、その用件のほかにドレーンの観察をしたり食事量を確認したり、ついでにできることをして帰ってきます。
患者さんの部屋に向かいながら、何かほかにすることあったかな……などといつも考えています。

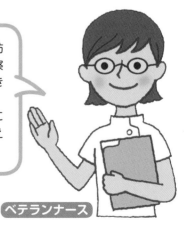

ベテランナース

バイタルサインをどう判断する？

バイタルサインを測定したものの、この状態は正常？　それとも異常？　医師に報告すべき？　と悩むことがあります。そんなときはまず先輩看護師に相談してみるとよいでしょう。

その患者さんにとっての異常値とは？

基礎疾患、治療後の経過日数（術後何日目か、化学療法何日目かなど）、投与中の薬剤などによって、バイタルサインを含む全身状態の判断は異なります。

全身状態判断のポイント
☐ 高血圧があり、いつも血圧が少し高めの場合、これまでの経過を把握しておく（随伴症状がなければ経過観察をすることもある）。
☐ NSAIDsやステロイドを使用している患者さんは、発熱時でも体温が低く出る場合がある（ほかの症状や採血データも併せて確認しておくこと）。
☐ 状況によっても異なる。活動後、入院直後、術直前など、活動や緊張などで血圧や脈拍は上昇している可能性がある（必要時には、再検する）。

判断に迷ったときは、まずリーダーに報告しよう

判断に迷ったら、医師に連絡する前にリーダーや先輩に相談してみましょう。自分では気づけなかった視点からのアセスメントの提案や、助言がもらえることもあります。

「何かいつもと違うような気がする」という勘や、バイタルサインのちょっとした変化が、実は急変の前兆であることもあります（➡p.133参照）。そのような感覚は無視せずに、「なぜだろう？」と次のアセスメントへつなげるようにしましょう。

○○さん、血圧が高いんですが、主治医に報告したほうがいいでしょうか。

いつもはどのくらい？　降圧剤の内服は？
頭痛や吐き気、めまいなどの症状は？
安静にして再検してみましたか？

新人ナース

ベテランナース

医師に報告するときは、関連する周辺情報も併せて伝える

　医師へ報告する際には、ほかの全身状態や尿量など、関連する状態も一緒に報告できるように把握したうえで連絡するようにしましょう。報告時には、必要なことを端的に報告する方法として「SBAR（エスバー）」を活用するとよいです。また、SBARにCすなわちconfirm（口頭指示の復唱確認）を加えることがあります。

SBAR＋C
S —— situation：状況（患者に何が起こっているのか）
B —— background：背景（患者の臨床的背景は何か）
A —— assessment：評価（問題に対する自分の考えは何か）
R —— recommendations：提案（問題に対する自分の提案は何か）
口頭指示がある場合
C —— confirm：口頭指示の復唱確認

SBAR＋Cによる報告例
看護師：7階東病棟看護師の○○です。いまよろしいでしょうか。
医師　：はい。
看護師：772号室○○○○さんのことですが、10時に訪室したところ、いつもと違って声かけに対する反応が弱く、呂律が回らない状態です。右側の手足の動きが悪く、バイタルサインは血圧が○○、脈拍○○、SpO₂○○です。**【S】**
看護師：心房細動の既往があり、脳梗塞を起こしているかもしれません。**【B、A】** 診察してもらえますか。**【R】**
医師　：わかりました。すぐに病棟に行きます。心電図モニターをつけて、意識レベルとバイタルサインを5分おきに見ておいてください。
看護師：心電図モニターと、意識レベル・バイタルサイン5分おき測定ですね。わかりました。**【C】**

chapter 4

移乗、移送

患者さんの状況により、移動方法も注意点も異なります。

その患者さんに適した移動方法を選択できるように、

それぞれの注意点を知っておきましょう。

その患者さん、
どの方法で移動するのが適切？

歩行が可能かどうかだけでなく、その他の患者さんの状態によっても、適切な移動方法は異なります。移動方法を選択するうえで必要となる情報を知っておきましょう。

使用中の薬剤と転倒リスク

薬剤によっては、めまいやふらつきを引き起こし、転倒しやすくなるものがあります。また特に高齢者では、多剤併用により転倒しやすくなることが知られています。

転倒リスクについては定期的にチェックリストなどを活用してアセスメントし、リスクの高い患者さんの移動時には必ず誰かが付き添うようにしましょう。

▼転倒に注意すべき薬剤

ふらつき・めまいを起こしやすい薬剤
・麻薬
・解熱鎮痛剤
・抗不安薬・睡眠薬
・抗てんかん薬
・抗がん剤

失神・起立性低血圧を起こす可能性がある薬剤
・向精神薬
・降圧・利尿剤
・血糖降下剤

せん妄状態となる可能性がある薬剤
・抗パーキンソン剤

輸液中、ドレーン類が挿入されている場合

体外に付属するドレーン・ルート類がある場合は、歩行の際に注意を払うべきものが増えます。つまり、途中で事故抜去や詰まりなどのトラブルを起こす可能性もあることから、歩行での移動にはリスクが伴います。

輸液スタンドやルート類のある生活に慣れ、適応できている場合には、検査などへも歩いて向かうことができるでしょう。扱いに不慣れな様子が見られる場合には、付き添いをつけましょう。

離床訓練中の場合

手術直後の離床開始時には、ふらつきやめまいが見られることも多いため、患者さんが独歩で検査などへ向かうことは危険です。

歩行が安定してきたら、状況を見て、ふらつきや強い痛みがない場合は、付き添い歩行で検査へ向かうことも可能です。離床訓練にもなりますので、徐々に歩く距離を延ばしていけるとよいでしょう。

酸素投与している場合

日常的に携帯酸素ボンベを持ち歩くことに慣れている患者さんは、SpO_2が安定している場合には、独歩で移動可能でしょう。ただし、病院で扱う酸素ボンベは重く、携帯用のものとは扱い方が異なります。院内のボンベに接続している場合は、付き添いで歩行するか、車いすを利用するようにしましょう。

病状と転倒リスクを総合的に考えて、移動方法を決めるのですね。

新人ナース

徒歩で移動してもらうときに気をつけることは？

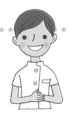

検査などへの徒歩での移動は、患者さん1人で完結する移動方法です。一見、最も効率のいい移動方法にも見えますが、配慮や判断を誤るとトラブルにつながる可能性もあります。出発前の確認は十分に行いましょう。

✚ ドレーンや尿道留置カテーテルが留置されている場合

独歩で検査などへ行ってもらう場合、移動中にドレーン類が絡まったり、圧がかかって、事故抜去へとつながることがあります。また、検査中にバッグ内がいっぱいになってしまうことがあります。右表のポイントをチェックしたうえで出発してもらいましょう。また、廃液や尿を人に見られることへの羞恥心にも配慮しましょう。

移動前の確認ポイント
☐ ドレーン類の絡み
☐ ドレーンバッグ内の内容物の破棄
☐ 廃液バッグ用のカバーなどでバッグを覆う
☐ 患者にドレーン類に気をつけるよう伝える

✚ 輸液中の場合

輸液中に独歩で検査などへ行ってもらう場合、移動中に輸液が止まったり、逆血したりすることによって「ルートが詰まる」「ルートに圧がかかって抜けてしまう」などのトラブルが起きます。右表のポイントを確認したうえで出発してもらうようにしましょう。患者さんにも声をかけておくことで、トラブルの防止につながります。

移動前の確認ポイント
☐ 点滴の残量
☐ ルートの絡み
☐ 立位の状態での点滴の滴下状況
☐ 患者にルートに気をつけるよう伝える

杖歩行の場合

　杖を使用しての歩行に慣れている患者さんであれば、1人での移動も可能でしょう。入院時に、歩行状態が安定しているかどうかを確認しておきましょう。点滴台は杖の代わりに使用できるような造りにはなっていないため、杖のように体重をかけるのは危険です。点滴中などで、患者さんが何か運ばなければならないものがある場合には、付き添うか、点滴棒を設置できる歩行器や車いすなどを利用しましょう。

移動前の確認ポイント
□ 杖の先端のゴム部分は摩耗して滑りやすくなっていないか
□ 輸液やドレーン類などの体外ルートが残っていないか
□ 安定して歩行できているか 　→杖は患側の手、麻痺がある場合は健側の手に持つ 　　・平地歩行のとき　杖➡患側➡健側 　　・階段を上るとき　杖➡健側➡患側 　　・階段を下るとき　杖➡患側➡健側

履物のサイズが合っているか、歩きやすいものであるかも確認しておきましょう。

先輩ナース

車いすで移送するときに気をつけることは？

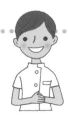

移動に車いすを必要とする患者さんの場合、車いす移乗は、1日に何度も行う必要があります。患者・看護師の双方にとってなるべく負担が少なく、安全な方法で行えるように工夫しましょう。

 ## 車いす移乗時に気をつけること

移乗は、安全に、自分の足腰の負担が最小限となるように行うことが大切です。

車いす移乗時のポイント
□ 患者に目的と方法を説明し、協力を得る。 □ 車いすとベッドとの間の角度が30°になるように配置する。 □ フットレストの上げ忘れに注意。 □ 車いす側の軸足は動かさず、体全体を使って移動させる。 □ 腰を下ろすときはゆっくりと。 □ 患者さん自身の力を活かせるように配慮。

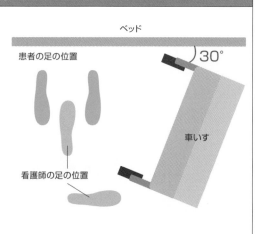

ベッド
患者の足の位置
30°
車いす
看護師の足の位置

ドレーンや尿道カテーテル留置中の場合

　ドレーン類を留置している患者さんの場合、移乗時に引っ張られて抜けそうになったり、ドレーンバッグから廃液が逆流したりというトラブルが起きる可能性があります。次の点に気をつけましょう。

移動前の確認ポイント
☐ 廃液がたまっていたら廃棄する。
☐ ドレーン類をすべて、ベッドの昇降側に移す。
☐ 移乗後、ドレーンバッグの高さが挿入部より低くなるように配置。
☐ 排尿バッグやドレーンバッグのカバーがある場合はカバーで覆う（羞恥心への配慮）。

片麻痺がある場合の移乗

　健側＊から乗り降りすること、健側の機能を中心に、残存機能を最大限に活用することがポイントとなります。

移乗のステップ
❶健側に車いすを配置する。ベッドと車いすの間の角度は45°程度。
❷健側の手で、ベッドから離れている肘かけを握ってもらう。
❸患者に、腰を浮かせて前傾姿勢になるよう声をかけ、看護師は引き上げる。
❹健側を軸にして体を回転させ、車いすにゆっくりと腰を下ろす。

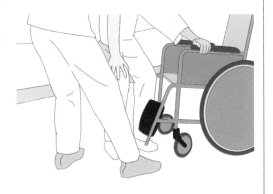

＊**健側**　半身に麻痺を負ったり、手足の片側に障害を持つ場合の、障害のない側のこと。一方、障害がある側は患側という。

ストレッチャーで移送するときに気をつけることは？

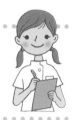

ストレッチャーでの移送は、患者さんにとっては最も自分でコントロールできない移動方法です。少しでも不安を軽減できるよう、1つの動作ごとに声をかけ、進行方向にも配慮しましょう。

✚ ストレッチャーへの移乗時に気をつけること

ベッドからストレッチャーへの移乗は、看護師2人以上で行います。患者の周囲のルートやドレーンなどの付属物はすべて患者のすぐそばにまとめ、声をかけ合いながらタイミングを合わせて移動させることが、事故防止や患者の不安軽減のために大切です。

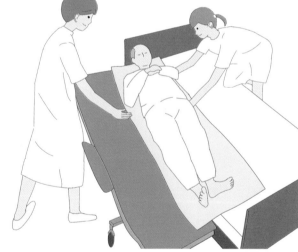

移乗時のポイント
☐ 必要に応じて輸液スタンドや酸素ボンベなどをストレッチャーに設置しておく。
☐ ベッドとストレッチャーの高さを揃えておく。
☐ 点滴ルートやカテーテル、ドレーン類を患者のそばにまとめて置く（点滴ルートの長さに注意）。
☐ 患者の両腕を胸部あたりで組む（腕の損傷を防ぐ）。
☐ 移乗用ボードやスライダーがあれば、患者の体の下に差し込んで使用する。
☐ 一度に移動させようとせず、下半身と上半身に分けたり、1回目はベッドの端までなどと分けて行うと負担が少ない。

足先を進行方向に向ける

進行方向が見えることによって患者に安心感を与えます。また、頭側に看護師がいることで、患者の異変にすぐに気づくことができます。看護師と看護助手とで搬送する際には、患者の様子を観察できるように、看護師は頭側にいるようにしましょう。

エレベータに乗るときには頭側から乗ることで、降りるときには自然と足先が進行方向に向きます。角を曲がるときには、スピードが出ていると遠心力で頭側が振り回されやすくなります。スピードを落とし、「左に曲がりますね」などと声をかけ、頭側を軸にして曲がるようにしましょう。

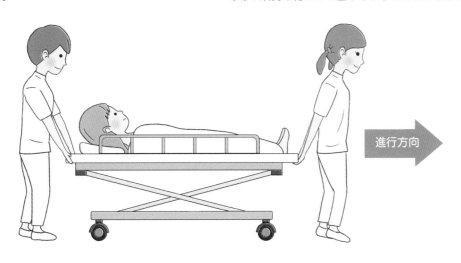

進行方向

斜面では頭が上になるようにする

自分で体験してみるとよくわかりますが、頭が下がることで、重力によって血液循環の変化や臓器への圧迫感が生じ、不快感が強くなります。

また、進行方向の視野が狭くなることで、不安感を与えます。斜面を上るときは頭側を先にして進み、下るときは足側から進むようにしましょう。

斜面や階段を
上る進行方向

斜面や階段を
下る進行方向

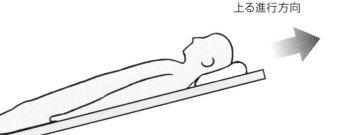

MEMO

chapter 5

手術、検査出し、迎え

....

手術室や検査室で行われていることを
よく知ることが、前後の観察やケアに活かされます。
患者さんが病室にいない間にどのような処置を受けているか
知っておきましょう。

手術当日の患者さんを受け持ったら

手術前後の準備は、手術の内容や病院の取り決めによっても異なりますが、ここでは一般的な内容を紹介します。それぞれの病院や病棟で行われている方法を書き足しておくと、よりわかりやすくなるでしょう。

食止め、水止め時期の確認

麻酔の影響で、胃内容物が逆流のうえ肺に流れて肺炎になることのないよう、水分や食事を止めます。手術の種類によっては、術前に食事の形態を変更したり、食止めしたりする期間が異なるため、主治医や麻酔科医に確認してから患者へ伝えましょう。

内服薬の中止、継続指示の確認

手術に伴って中止・変更する必要のある内服薬には、以下のようなものがあります。

血糖降下薬：低血糖を防ぐため、食事を止めてからは内服しません。
抗凝固薬、抗血小板薬：手術中の出血量を増やしたり、術後の止血を妨げたりするため、早めに中止します。
降圧剤　：種類によっては手術当日の朝まで服用するものもあります。
ピル　　：術後の安静により血栓のリスクが高まるため、手術前1か月間は休薬します。

病院での取り決め事項がある場合もあります。
確認しておきましょう。

患者さんの準備

　以下のようなことを、患者に声をかけながら準備・確認していきます。

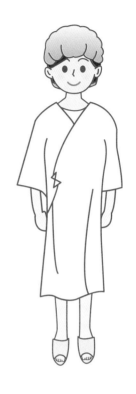

● **手術直前のチェックポイント**

☐ バイタルサインの測定、全身状態の観察を行い、手術を受けられる状態かどうかの最終確認をします。

☐ 排尿を済ませ、手術着に着替えてもらいます。
　ショーツ以外の下着はつけず、弾性ストッキングを着用してもらいます。

☐ アクセサリー（結婚指輪も）、メガネ、コンタクト、義歯を外しているか確認します。

☐ 化粧、マニキュアを落としているか確認します。

☐ リストバンドが装着されているか、内容に間違いがないか確認します。

☐ 患者を手術室に案内し、手術室の看護師に申し送りをします。
　・患者に名乗ってもらい、2者でリストバンドの内容が正確か確認します。
　・病名、予定術式、アレルギーや主な既往症、当日の内服、当日までの様子や全身状態などの申し送りをします。

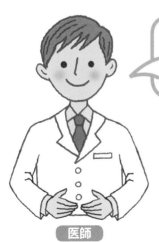

金属類を身につけていると、電気メスの使用時に電流が流れてしまい、やけどを負うことがあります。

医師

マニキュアはチアノーゼ観察の妨げになります。また、SpO₂を測る際に光を通しにくくすることで、低値になることがあります。

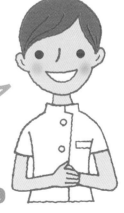

先輩ナース

術後ベッドの準備

　手術室から帰室する際の必要物品をベッド上に
準備しておきます。

必要物品の準備
・酸素ボンベ (移動時に使用。流量計の動きと残量を確認しておく)
・酸素マスク
・防水シーツ
・手術着・T字帯・腹帯 (創部保護、疼痛予防、ドレーン抜去防止のため)
・布団・電気毛布
・点滴棒 (ベッド設置用)
・ガーグルベースン (麻酔の影響で嘔気・嘔吐が誘発されやすい状態にあるため)
・パルスオキシメータ (帰室までの間、酸素飽和度を観察する)
・ベッドの高さを最高まで上げておく (ストレッチャーからの移動がしやすいように)

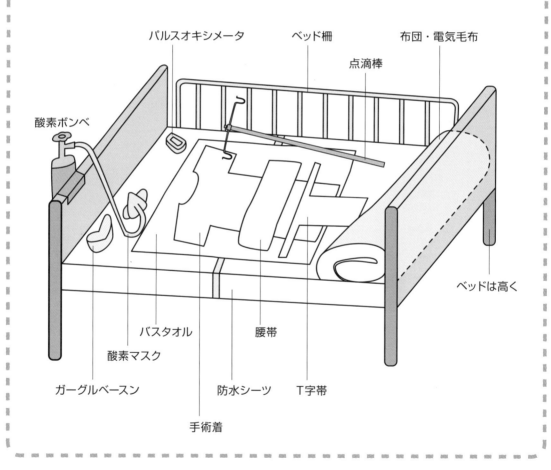

術後病室の準備

　ベッド周囲の必要物品を病室に準備しておきます。

必要物品の準備
・吸引セット (吸引器、吸引チューブ、蒸留水、手袋)：嘔吐時に備える。 ・酸素コネクター (流量計) ・心電図モニター (パッチ、パルスオキシメータ、マンシェット)： 　作動確認、氏名などの入力、ナースステーション親機のモニター表示確認もしておく。 ・点滴台 (必要に応じて輸液ポンプを設置)

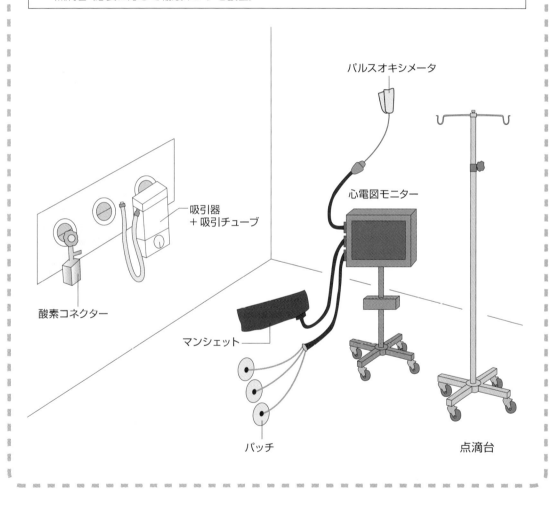

血管造影検査（アンギオ）

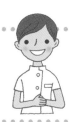

血管造影検査は、造影剤を血管内に注入して画像撮影をする検査で、血管の狭窄や閉塞、動脈瘤などの血管病変や腫瘍の診断に役立ちます。動脈を穿刺するため、侵襲性があり、合併症の予防には検査後の観察が重要となります。

検査前の準備

　検査前は、穿刺部位に応じて食事の変更や、検査後の観察のための準備をしておきます。

準備のポイント
□ 検査前3〜6時間は絶飲食とする（検査中の誤嚥や窒息、嘔吐の予防）。
□ 造影剤注入時に、一過性に灼熱感が生じることがあることを説明する。
□ 検査後の安静時間と必要性を説明する（大腿動脈からの穿刺の場合は、手からの穿刺と比べて安静時間が長い）。
□ 大腿動脈からの穿刺の場合は、両鼠径部から大腿部までの除毛をする（止血用の絆創膏を除去する際の痛みを和らげるためでもある）。
□ 足背動脈・上腕動脈の場合：橈骨動脈の拍動・強弱・左右差を確認し、マーキングする。
□ 検査後の安静期間の食事は、おにぎりなどの臥位でも食べやすいメニューを依頼しておく。

出棟時の確認
□ 検査着とT字帯を着用する。
□ 装着物、義歯を外す。
□ 前投薬（鎮静剤等）の指示を確認し、指示がある場合には投与する。

検査ではどんなことをする?

　検査は次のような手順で進められます。検査室でどのようなことをしているのか確認しておきましょう。

検査の手順
❶穿刺部分を消毒し、塩酸リドカインで局所麻酔をする。
❷カテーテルを挿入し、造影剤を注入し、撮影する (同時に、治療的処置を行うこともある)。
❸検査終了後は、穿刺部位の止血を行い、圧迫固定する。
❹床上安静 (6時間以上)。

検査後の看護

●上腕動脈穿刺の場合

　バイタルサインなどに異常がなければ、肘関節のシーネ固定をしたまま、トイレ歩行可能となります。

●大腿動脈穿刺の場合

　大腿動脈穿刺を実施した患者さんでは、以下のようなポイントに沿って看護します。

看護のポイント (大動脈を穿刺した場合)
・終了後1～2時間で仰臥位での食事摂取が可能。
・検査後半日から1日は、足を伸展させた状態で安静臥床 (股関節を屈曲させないように側臥位への体位変換介助)。
・穿刺していない側の下枝を適宜動かすよう伝える (下枝静脈血栓予防)。
・床上排泄の介助、または尿道留置カテーテルの管理。
・医師の観察後、安静解除指示。
・刺入部からの感染予防のため翌日の入浴は避ける。

起こりやすい合併症

　動脈を穿刺するため、以下のような合併症が起こる可能性があります。

●皮下出血

　皮下出血を発見したら、外縁にマジックペンなどでマーキングしながら、継続して観察しましょう。血腫が大きくなるようであれば医師に報告します。

●穿刺部からの出血

　動脈性の出血がある場合、ガーゼの上から用手的に圧迫止血をし、すぐに医師に報告しましょう。

上部内視鏡検査

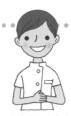

経口もしくは経鼻的に内視鏡を挿入し、胃、食道、十二指腸の病変を観察する検査です。炎症や潰瘍から腫瘍病変、通過障害などの診断に加え、マーキングや切除、止血などの治療的処置も行えます。

検査前の準備

食事の種類や内服薬など、検査に影響を与える事項について確認し、患者さんにしっかりと伝えておくことが重要です。

準備のポイント
□ 当日朝から禁食とする。
□ 内服薬、中止薬を確認する（血糖降下薬などは食止めのため中止）。
□ 禁忌事項に当てはまっていないか確認する（抗凝固剤内服中、食道がん術直後）。

出棟時の確認
□ 検査着（上部のみ）に着替える。
□ 装着物、義歯を外す。
□ 検査中の鎮静剤使用の希望を確認する（必要時には薬剤・指示簿を持参）。
□ 車いすで移動する。

検査中はどんなことをする?

　検査は次のような手順で進められます。検査室
でどのようなことをしているのか確認しておきま
しょう。

検査の手順
❶消泡剤を内服し、キシロカインビスカス（リドカイン塩酸塩）を咽頭にためたあと、ゆっくりと飲み込む（咽頭の麻酔）。 ❷キシロカインスプレー（リドカイン）にて咽頭麻酔を追加し、マウスピースをくわえてもらう。 ❸鎮静剤を使用する場合は、ルートを確保し、鎮静剤を投与する。 ❹内視鏡を挿入し、検査する（5〜10分程度）。

検査後の看護

　検査後は、次のような項目について観察、ケア
をします。

看護のポイント
・バイタルサインを測定し、消化器症状、腰痛、腹痛の有無を観察する。 ・鎮静剤を使用した場合は、覚醒状況を確認し、トイレ歩行時には付き添う。転倒に注意する。 ・医師に飲水・食事の開始時期を確認する。 ・咽頭麻酔の抜け具合を確認し、飲水・食事を開始する。

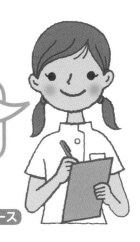

検査でどのような体験をするのか、具体的にイメージできると不安の軽減につながるのですね。

新人ナース

下部内視鏡検査

肛門から内視鏡を挿入し、大腸の病変を観察する検査です。炎症や腫瘍病変、通過障害などの診断に加え、マーキングや切除、止血などの治療的処置の目的で行われます。

検査前の準備

　食事の種類や内服薬など、検査に影響を与える事項について確認し、患者さんにしっかりと伝えておくことが重要です。また、腸管内の観察が正確に行えるよう、腸管洗浄剤を内服します。

準備のポイント
・前日は低残渣食、当日朝から禁食とする。 ・内服薬、中止薬を確認する（血糖降下薬などは食止めのため中止）。 ・禁忌事項に当てはまっていないか確認する（大腸がん術直後）。

経口腸管洗浄剤の内服
・当日朝から飲み始める（散剤を2リットルの水で溶解したもの）。 ・一時的に便が頻回になり、水様便となることを伝えておく。 ・失禁の心配がある場合は、パットやオムツの使用を提案する。 ・最初のコップ2～3杯までは1杯15分以上かけて内服、その後1杯10～15分、ゆっくりと2時間以上かけて全量内服する（短時間で内服すると腸穿孔を起こすことがある）。 ・内服状況と便の色・性状を定期的に確認する。 ・内服開始後1時間経っても便が見られない場合は、腹部の状態や消化器の症状を観察し、医師に報告。 ・腹痛、嘔気、息苦しさなどの症状が出た場合には内服を中止し、医師へ報告する。

出棟時の確認
・検査着に着替える。 ・装着物、義歯を外す。 ・検査中の鎮静剤使用の希望を確認する（必要時には薬剤・指示簿を持参）。 ・車いすで移動する。

検査中はどんなことをする?

検査は次のような手順で進められます。検査室でどのようなことをしているのか確認しておきましょう。

検査の手順
❶検査台の上に左側臥位になり、膝を抱えるような形で背中を少し丸めてもらう。
❷鎮静剤を使用する場合は、ルートを確保し、鎮静剤を投与する。
❸内視鏡を肛門へと挿入し、空気を入れて腸管を拡大しながら内視鏡を進める。
❹内視鏡の挿入中に、必要に応じて腹部の圧迫や体位変換を行う場合もある。

検査後の看護

検査後は、次のような項目について観察、ケアをします。

看護のポイント
・腹部症状の観察、バイタルサインの測定をする。
・排ガスを促す (検査時に注入した空気が腸内に残っているため)。
・医師に飲水・食事の開始時期を確認する (治療処置実施の有無によっても異なる)。

腸管内を空にすることで適切に検査ができることをよく説明し、腸管洗浄剤を内服してもらいます。脱水には気をつけて、水分は十分にとってもらいましょう。

ベテランナース

その他の画像検査

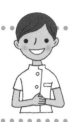

検査の種類や目的によって、準備や検査後の観察ポイントが異なります。それぞれの検査の方法や目的について理解しておきましょう。ここでは、全般的な検査前後の流れについてのポイントを紹介します。

いろいろな画像検査

　その他の画像検査として、注腸造影検査、造影CT検査、核医学検査などがあります。

▼検査の特徴と看護のポイント

	検査の特徴	看護のポイント
注腸造影検査	造影剤(バリウム)を経口投与して、食道、胃、十二指腸の病変の診断を下すために行う造影検査	□検査前日から絶食 □検査中の動悸・めまいに気をつける □撮影中はいきまないように説明しておく
造影CT検査	X線を使って断層撮影することで、各臓器の形態異常を診断したり、造影剤を使用して、臓器の血流や血管との関連を観察したりすることが可能	□造影剤アレルギーの確認・観察をする □腹部・骨盤の場合は検査前1食を禁食とする □1週間以内に消化管の造影検査を受けていないことを確認する(食道・胃透視、注腸造影など) □造影剤の排泄促進のため飲水を促す
核医学検査(シンチグラフィー、PET、SPECT)	放射性医薬品を投与し、体内から放出されるガンマ線(γ線)を測定装置(シンチカメラなど)で画像化することで、臓器の機能や疾患の診断を行う検査	□使用する放射線はCT検査の1/5〜1/2程度の被ばく放射線量 □PET/CTの場合、運動負荷で筋肉に放射性同位元素(RI)が集中するため、薬剤投与後は1時間程度安静 □装飾品、貴金属類は外す(遮蔽する可能性がある) □検査前に食止めが必要な検査もあるため、確認しておく ※PET検査後の患者さんは、放射線量は微量ですが線源となる。半日程度は必要以上には近づかないなど、不要な被ばくは避けること

chapter 6

薬剤の投与

薬剤の投与は最もエラーが起きやすい業務の1つです。
ポイントを押さえて安全に実施しましょう。

薬物療法の種類と投与の原則

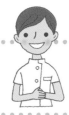

薬物が適切に投与されることは、治療の基本です。原則と投与のポイントをおさらいしましょう。

様々な剤型

薬剤は、剤型によって投与経路が異なります。また、投与経路によって、効果が発現するまでの時間も異なります。

内服薬の多くは肝臓で代謝されますが、注射薬や外用薬は肝臓の代謝を経ずに全身または患部へ行きわたります。効果が速やかで強く現れるぶん、アレルギーや副作用にもより注意が必要です。

●注射
　静脈注射：ワンショット
　静脈注射：点滴
　筋肉内注射
　皮下注射

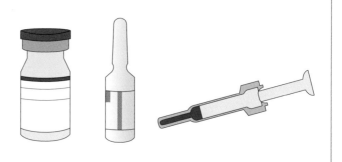

●内服
　錠剤、カプセル、シロップ、
　徐放錠、舌下錠

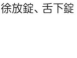
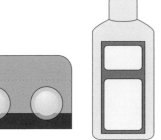

●外用
　スプレー剤、湿布、
　テープ剤、軟膏(なんこう)、座薬

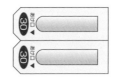
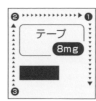

投与の原則：アレルギーの把握と薬剤投与の6R

薬物を投与する際には、指示と現物を照合し、右の7点（薬剤アレルギーの有無と6R）が合っていることを確認します。

バーコード認証が導入されている施設では、必ず投与の直前に、患者のベッドサイドでバーコードを読みます。

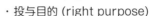

- 薬剤アレルギーの有無
- 投与日時 (right time)
- 患者名 (right patient)
- 薬剤名 (right drug)
- 投与量 (right dose)
- 投与経路 (right route)
- 投与目的 (right purpose)

なんの薬かわからないものを投与してはいけません。

先輩ナース

---

column

間違いを減らす確認方法とは？

人間は誰でも間違えます。だからこそ、確認作業が重要です。とはいえ、残念なことに、確認作業でもよくエラーが起こるのです。エラーを起しやすいやり方と、エラーを起しにくいやり方を見てみましょう。

間違えやすい

田中さんですね。
ビックリンの点滴を始めます。

間違えにくい

午後の点滴をお持ちしました。お名前をおっしゃってください。

点滴のシールを一緒に、声に出して読んでいただけますか？

ご確認いただけましたか？　では始めます。

「間違えにくい」ほうのひと手間は、最初のうち「面倒だ」「忙しすぎてできない」と思うかもしれません。新しいやり方を覚えるのは、なんでも手間がかかります。慣れてしまえばほとんど時間はかかりません。患者さんにも信頼してもらえるようになりますから、ぜひ試してみてください。

点滴の投与

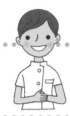

患者さんに名前と薬剤名、投与目的、投与終了の時刻を確認してもらってから始めます。

患者さんと一緒に確認してから始めよう

点滴の間違いは生命の危機に直結することがあります。必ず、患者に名乗ってもらうこと、手に持った薬剤と指示内容を照合することが大切です。

バーコード認証ができる病院では、バーコード認証を投与直前に実施してください。

投与の作業を中断する場合は、再開するときに必ず確認を最初からやり直すことが大切です。

できるだけ事前にお手洗いに行ってもらいましょう。

先輩ナース

内服薬の投与

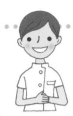

内服薬は種類が多いこと、バーコード認証の仕組みがないことなどから、エラーが起こりやすい業務です。患者さんとできるだけ話し合いながら投与します。

患者さんと一緒に進めれば吉

内服薬で最も多い間違いは、投与忘れ（無投薬）です。投与忘れが多くなりがちなのは、下記のような薬です。

注意するのは当然ですが、患者さんにも助けてもらえるよう、勤務の最初の挨拶などで頼んでおくようにしましょう。

・食前薬・食後薬
・変則的スケジュールの薬（例：2週間に1度、2日に1度、朝の起床前……）
・冷蔵庫・金庫保管の薬

日ごろの薬剤指導が重要です。

column

内服薬を確実に投与するコツは減薬にあり？

高齢者が増加し、多くの病院で入院患者のメインは高齢者です。

高齢者はたくさんの薬を処方されていることが珍しくありません。医師としても、薬を増やすことはできても、減らすことは難しいものです。このことは、内服薬のエラーを招く大きな要因になっています。

例えば、1種類の薬を飲んでいる場合と4種類の薬を飲んでいる場合を比べると、4倍のエラー機会があることになります。

みなさんが何年かの経験を積んだら、薬の量を減らせないか、医師と相談できるようになるかもしれません。

新人のうちはまず、出されたものを確実に投与することを目指しましょう。

外用薬の投与

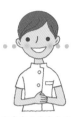

外用薬は、いつ実施したか・していないかが把握しにくい薬です。塗ったこと・貼ったことは記録に残しましょう。

開始日・貼り替え日を明確に

外用薬には、塗り薬・貼り薬・座薬などが含まれます。

いつ投与したか、いつ塗り直した（貼り替えた）か、記録に残しておくことで、無投薬や塗りっぱなし、貼りっぱなしを防ぎます。

また、外用薬の場合もできるだけ、患者さんに開始日と貼り替え日をチェックしてもらうことが大切です。

テープや湿布の場合は、テープ・湿布の表面にいつ貼ったかを書いておきましょう。

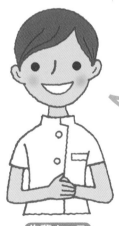

外用薬でも、6R（➡ p.59参照）をよく確認しましょう。規格（何ミリグラムか）が間違っていることも。

先輩ナース

麻薬の取り扱い

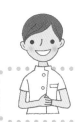

麻薬は、特に取り扱いに注意を要する薬品です。

通常薬剤よりも厳重な管理が必要

　欧米では医療従事者が麻薬を濫用して依存症になるケースが相次いでいます。そのことを受けて、日本でも麻薬や向精神薬は厳重に管理されるようになっています。

　麻薬に該当するのは、例えば次のような薬剤です。

- ・モルヒネ
- ・フェンタニル
- ・オキシコドン
- ・コデイン
- ・トラマドール

　金庫から取り出して使うときには、必ず2人で処方箋（指示内容）・薬剤・残薬数を確認し、記録に残します。

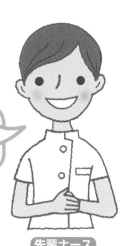

内服薬・外用薬・点滴など様々な剤型があります。

先輩ナース

こぼしたら回収、事故届が必要

　麻薬のアンプルを落として割ってしまった場合、紙に吸収させるなどして回収し、薬剤部に届けます。すぐに先輩に相談しましょう。

　回収した麻薬は自分の判断で捨ててはいけません。

　また、割ったりなくしたりした麻薬があれば、事故届の記入が必要です。事故届は薬剤部などを通じて都道府県に報告されます。後日、都道府県から聞き取りのために立ち入り調査が入る場合があります。

麻薬の管理に関連する法律

日本では「麻薬及び向精神薬取締法」によって、次のような取り扱い方法が定められています。

・特別に許可を受けた医師だけが麻薬を処方できる。
・麻薬はしっかりした金庫で保管する。
・麻薬の受け渡しは細かく記録に残す。
・使用済みのアンプルの残液は管理簿に記録する。
・アンプルを落として割った場合は事故届を出す。
・こぼして使えなくなった場合も回収と届出が必要。

　このように麻薬は、通常の薬剤とは扱いが異なりますが、困ったことがある場合には先輩に相談する、という対応は同じです。

薬物療法でよくあるトラブル

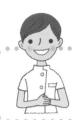

よくあるトラブルと、防止策を知っておくことで、スムーズな投与につなげましょう。

よくあるトラブルとその対処

薬物療法は、実施する機会が多いぶん、エラーやトラブルも生じやすい業務です。

● 無投薬

最も多いトラブルです。無投薬の多くは「忘れ」によるものです。

次のような場合は特に忘れやすいといえます。
・一度にたくさん飲む人の薬
・食前薬／インスリン
・不定期に飲む薬
・金庫に入っている薬

人間なら誰しも、「忘れないようにする」ことは苦手です。

むしろ、忘れてしまっても思い出せるように工夫することが大切です。例えば、下記のようなことが考えられます。

・1日のはじめに、患者さんと「いつ何を飲むか」打ち合わせておく。
・アラームで食前薬の時間を把握できるようにする。
・昼の「血糖測定・食前薬・欠食要否」はセットにして把握する(chapter9「食事どきのケア」参照)。

● 急速投与

思ったより速く・多く点滴が入ってしまうことを急速投与といいます。急速投与後は、循環器系の負担が増したり、薬の作用が強く現れたりする

ことがあります。下記のような状況で急速投与を生じやすくなることを知っておきましょう。

・立位・座位の患者の点滴速度が遅くなっていたので速度を速めた。その後患者が横になった。
・輸液ポンプから輸液セットを外す際にクレンメを閉め忘れてしまった。
・シリンジポンプを患者よりも高い位置にセットした。

●投与経路・剤型の間違い

　白くて丸い薬は飲み薬——ということは誰でもわかりますね。でも、中には見た目だけでは投与経路がわかりにくい薬があります。また、同じ名前でも投与経路が異なる薬があるので注意が必要です。例えば、下の3つはすべてリスパダール（リスペリドン）ですが、左2つは内服、右1つは筋注です。内服液を注射してしまう事例がまれに報告されています。末梢ルートから投与しないほうがいい薬が、末梢ルートで処方されていることもあるので注意が必要です。

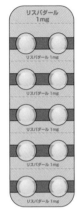

リスパダール錠1mg・2mg・3mg

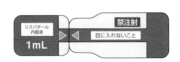

リスパダール内服液1mg/mL

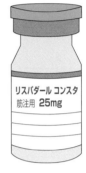

リスパダール コンスタ筋注用
25mg・37.5mg・50mg

●ルート交換頻度の誤り

　持続点滴をする場合、3～4日に一度、針を刺し直します。このとき、ルート交換も併せて行いましょう。免疫力が低下した患者は、ルート感染から死亡することがあります。

●配合変化

　配合変化が起こりやすい薬は、他の薬と違うルートから投与したり、投与前後でフラッシュしたりする必要があります。よく使う薬で、配合変化が起こりやすい組み合わせを把握しておきましょう。

●血管外漏出

　細胞障害性の高い薬、pHや浸透圧が人体と大きく異なる薬は、点滴が漏れたときに皮膚トラブルを招くことがあります。ひどくなると、広範囲にデブリードメント＊あるいは減張切開＊が必要になることがあります。

　1～2時間おきに刺入部の腫れや赤み、滴下の悪さがないかどうかを確認します。

　万一、下記のような薬を投与している際に異常に気づいたら、速やかに先輩に報告して指示を仰ぎましょう。

・抗がん剤

・昇圧剤

・高カロリー輸液

・高濃度(20%・50%)ブドウ糖液

＊デブリードメント　壊死した部分を切り取ったりそぎ落としたりして取り除き、健康な部分の治癒を促進する処置。点滴が漏れると、周辺の組織が壊死する場合がある。

＊減張切開　皮膚や皮下組織に切り込みを入れて、組織間の圧力による壊死を防ぐ処置。炎症で腫れあがった組織が皮膚に抑え込まれて血流障害を起こしている場合に行う。

●隔壁の開通忘れ

　2つに分かれている輸液パックは、投与直前に隔壁を開通させて投与します。

●欠食だったのに食前薬を飲ませてしまう

　欠食(禁食)の指示がある場合、併せて薬剤をスキップするかどうかを確認しましょう(chapter9「食事どきのケア」参照)。

●休薬しなければならない薬を飲ませてしまう

　手術や検査の前は、2〜14日程度、抗凝固薬・抗血小板薬を中止(休薬)する場合があります。

　決まりに沿って中止されていないと、予定されていた手術や検査ができないことがあります。

　また、一度中止した薬を再開し忘れて脳梗塞や心筋梗塞を発症することがあります。

●外用薬の貼りっぱなしで皮膚炎

　貼り・はがしの時期を把握するコツについては、外用薬の投与(➡p.62)を参照してください。

　汗や水濡れではがれそうになったときには、貼り直したほうがいい薬と、上からテープで補強してよい薬があります。薬剤師さんに確認しましょう。

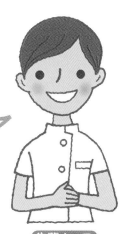

休薬に関して特に要注意なのは、ワーファリン、ヘパリン、NOAC/DOAC、低用量ピル、EPAなどです。

先輩ナース

薬剤投与の6Rの確認方法

点滴では、一般的に薬剤投与の6Rを確認します。

薬剤投与の6Rっていわれても覚えにくい、と思う人もいるかもしれません。

参考として新潟大学医歯学総合病院の標語をご紹介します。

「ひなくるりさん」だと、6Rに加えて三方活栓の向きまで確認できますね。

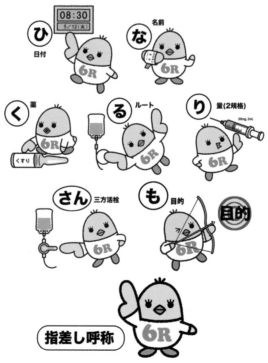

「ひなくるりさん」(新潟大学医歯学総合病院より使用許諾済)

chapter 7

定時のラウンド（巡視）

数時間おきに病棟を巡視する際、
どんなことに気をつけますか？
漏れなく観察するための
ポイントを押さえましょう。

定時のラウンド（巡視）の役割

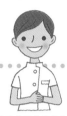

的確な業務ができるよう、定時のラウンドの目的を理解しておきましょう。

定時ラウンドの目的は大きく分けて3つ

p.24のチェックリストも参考にして、定時のラウンドで漏れなく観察できるようにしましょう。

●**患者さんの状態の変化にいち早く気づく**

- ・在室かどうか（➡p.71参照）
- ・意識レベル・呼吸状態（➡p.71参照）
- ・排泄介助／吸引（➡p.82参照）

●**処置や投薬が適切に実施されていることを確認する**

- ・点滴、酸素の接続・投与量（➡p73、74参照）
- ・ドレーン、バルーンカテーテルの排液（➡p.74参照）
- ・センサー、ナースコールなどコード類の接続・配置（➡p.77参照）
- ・抑制帯の緩みがないか、擦れがないか（➡p.79参照）

●**オムツ交換や体位交換の忘れを防ぐ**

- ・オムツ交換・体位交換（➡p.75参照）

チェックリストがあると、漏れなく観察できますね。

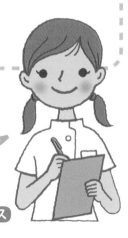

新人ナース

患者さんの状態の変化に気づこう

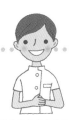

患者さんが病室にいることを定期的に確認しましょう。患者さんが迷い出てしまうようなことがあれば、早く見つけることができますね。

患者さんの変化に気づこう

●在室確認

様々な理由で、安静度を守れず、勝手に病棟から出て行ってしまう患者さんがいます。

勝手に出て行ってしまうと、事故に遭ったり、決まった治療が受けられなかったりして、治療の妨げになることがあります。

一般病棟で無断離棟・離院を完全に防ぐ手立てはありません。勝手に出て行けない病棟は、閉鎖病棟といって法律で特別に規制されています。

無断離棟・離院してしまいそうな患者さんについては、あらかじめセンサーマットを設置するなどツールを活用したり、関わりを増やしたりして、早めに兆候をキャッチできるようにしましょう。

●急変がないか？　意識と呼吸を見よう

患者さんの状況が急激に悪化するときには、意識レベルも変化してきます。

意識レベルを細かく見るには、JCS・GCS（➡p.31参照）のような尺度を使います。

定期的なラウンドの際には、まず簡単な呼びかけに反応するか、反応はいつもどおりか、といったことを観察します。

患者さんがもしぼんやりしているようであれば、さらに話しかけ、異変を感じるときにはJCS・GCSを評価します。

意識レベルが急に低下したときには、その場を離れずナースコールなどで先輩を呼びましょう（急変時の対応➡p.124参照）。

●呼吸を確認する

意識レベルの次に呼吸を見ます。急変の前には、呼吸が変化してくることが知られています。

呼吸の確かめ方には、いろいろな方法があります。

・胸郭の上下の動きを見る。
・鼻の近くに手をかざして呼気があたるかどうかを見る。
・鼻の近くにティッシュをたらして動きを見る。
・聞こえるようなら呼吸音を確認する。

場面に応じて適切な確認方法を選びましょう。

次のような呼吸が見られたら、早めに先輩に報告しましょう。

・いつもより呼吸が速くなる。
・リズムが不規則になる。
・吸うとき胸がへこむ。
・口を開けて浅い呼吸を繰り返している。
・いつもよりいびきがうるさい。

●**排泄の時間を確認する**

介助が必要な患者さんでは、トイレに行くタイミングでうまく声をかけられることが理想です。

ラウンドの中でお手洗いを促すことができれば、忙しい看護師に遠慮しがちな患者さんにとっては、トイレに行くためのよいきっかけになるかもしれません。

介助が必要なのに、看護師に声をかけずに立って歩いて転倒、といった事態をできるだけ避けるには、ラウンドの中で積極的に声かけをしていきましょう。

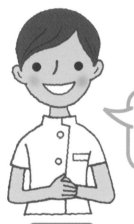

在室、意識、呼吸、排泄と口に出しながら順に確認していくと、そのうち考えなくても動けるようになります。

先輩ナース

処置・投薬の状況を確認しよう

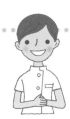

点滴やドレーン、酸素はバッグからルートをたどって、刺入部（出口）までを見ます。残量や速度だけでなく、漏れがないか、閉塞がないかを確認しましょう。

治療がうまくいっているかどうか確認する

❶点滴

点滴では次のようなエラーが起こりがちです。

・時間どおりに終わらない、または急速に投与されてしまう。
・接続部が緩んで脱血していた。
・三方活栓が閉まっていて投与できていなかった。
・輸液ポンプの設定が誤っていた。

点滴のバッグから始めて、ルートをたどって刺入部まで、順に見ていきましょう。

点滴バッグ	6R（➡ p.59、68参照） 点滴の残量は？
点滴筒	滴下できている？ あと何時間で終わる？ 適切な時間に終わりそう？ 速度はこのままでいい？
点滴ルート	接続は正しい？ 接続は緩んでいない？ 三方活栓の向きは？ 輸液ポンプの設定は？
刺入部	痛み・膨らみはない？ シーツやドレッシングにしみていない？ 交換日を過ぎていない？

❷酸素の投与量

酸素の流量計が指示どおりの値かどうかを確認しましょう。

点滴と同じように、酸素マスクから流量計の接続部まで、順を追って見ていきます。
途中で酸素が漏れているようなことがあれば、どんなに投与量を増やしても十分な効果が得られないことがあります。

酸素飽和度が下がっているときは、まず接続部の緩みや外れがないか、途中で管が折れていないか確認してみてください。

---

❸ドレーンやバルーンカテーテル

液体が体の内側から外側へと流れていくように高低差をつけましょう。刺入部からバッグまでを追って観察します。 点滴や酸素と同様です。 よくあるトラブルとして、次のようなものがあります。

●排液が出すぎる

胸水や腹水を取り除く場合、急速な排液は血圧低下を招くことがあります。急な血圧低下は、起立性低血圧からの転倒など、様々な不都合をもたらす原因になります。

●排液が出なさすぎる

排液・排尿の流出が少なかったり、出てこなかったりする場合には、カテーテルの屈曲や閉塞、事故抜去が疑われます。もし屈曲や閉塞がなく、挿入されている長さにも変化がない場合には、患者さんの状態が変化した可能性があります。先輩に相談しましょう。

●外部に開放

クランプを忘れたり、クレンメを閉じ忘れたりすると、雑菌が入り込む原因になります。

胸腔ドレーンでは、水封がないまま栓を開放すると、肺が膨らめなくなって呼吸困難を引き起こす可能性があります。

次の観察項目を確認しましょう。

> ・時間あたりの排液（排尿）量は指示どおりか。
> ・1日あたりの排液（排尿）量は指示どおりか。
> ・挿入された長さは指示どおりか。
> ・（陰圧タイプの場合）圧力が指示どおりか。
> ・（水封タイプの場合）水封がされているか。
> ・地面に接触していないか。
> ・カテーテルは屈曲・閉塞していないか。
> ・交換日は過ぎていないか。

おむつ交換と体位交換

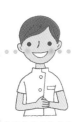

定期的に行うことで褥瘡を防ぎましょう。患者さんが自分でできることは、できるだけ自分でしてもらいましょう。

湿ったおむつと重みを取り除いて褥瘡を予防しよう

●おむつ交換・体位交換の意味

多くの施設では、2時間おきに病室を回っておむつを替え、体の向きを変えています。

濡れたおむつを交換しないでいると、おむつがあてられている皮膚はかぶれを起こすことがあります。

また、体の向きを定期的に変えないと、患者さん自身の重さによって、下になっている部分の組織が虚血を起こしてしまいます。

おむつ交換・体位交換は患者さんの苦痛を取り除き、回復を助けるのに役立ちます。

一方、これらは看護師にとって腰痛のリスクを伴う業務です。ボディメカニクスの基本を守ることはもちろんですが、患者さん自身でできることはできるだけしてもらうようにしましょう。患者さんのリハビリにもなります。例えば次のような動作です。

・おむつ交換のときに少しだけ腰を上げる。
・ベッド柵につかまる。
・足の力で体を押し上げる。
・手足を曲げて体を小さくする。
・首を上げる。
・体を向ける方向に向かって足を組む。

それぞれの患者さんにどんな動作ができるか把握して、助けてもらいましょう。

●おむつ交換・体位交換でよくあるトラブル

おむつ交換・体位交換では、次のようなトラブルがありえます。

・ひっかかって点滴や挿管チューブ、ドレーンが抜けてしまう
点滴、ドレーン、チューブが入っている患者さんの場合、必ず応援を呼びましょう。複数人で行う際には、その場のリーダーを決めて、リーダーの指示に従います。

・脛を持って体位交換して、大腿骨を骨折させてしまう
骨が弱っている高齢者の場合、長骨を持って移動させると骨折することがあります。体位変換では、大きな関節を持つことが大切です。

●**おむつ交換・体位交換のコツ**
　以下のような項目を意識してみてください。

・複数のスタッフで実施する
　「がんばれば1人でできる」は「できない」のだと
　心得ておきましょう。
・患者さんの体をできるだけコンパクトにする
　膝・肘を曲げて背も曲げてもらうと、より運び
　やすくなります。無理やり曲げないように注意。
・大きな関節を持つ
　大きな関節を持つことで、全身を動かすことが
　比較的容易になります。
・看護師は足を肩幅くらいまで前後に開いて構え
　る
　支持面積を広くしましょう。

・持ち上げないように・引ききずらないように
　重力に真っ向から逆らうことは、腰痛のもとで
　す。また、高齢者では体を引きずることで皮膚
　が裂けてしまうこと(スキンテア)があります。
　スライダーを上手に使いましょう。
・背抜き・尻抜き・かかと抜きをする
　体位交換をしたあとは、一度、左右に体を動か
　してシーツや皮膚のヨレを解消しておきます。
　そうすることで、皮膚に過剰な力がかかること
　を防ぎます。

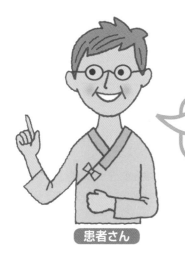

何人かで慎重にやってもらうと
安心できます。

患者さん

コード類の接続・配置

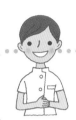

ナースコールには、患者さんの命を守る大切な役目があります。確実に押せる位置に配置しましょう。

様々なコード、センサー類の役割と設置方法

● ナースコール

ナースコールは次のような意味があります。

・患者さんが、自分や同室者が急に具合が悪くなったことを看護師に知らせる。
・体勢が不安定な患者さんが、排泄やリハビリなどのために看護師を呼ぶ。
・看護師が具合の悪くなった患者さんを見つけて応援を呼ぶ。
・患者さんが看護師に点滴が終わったことを知らせる。
・患者さんが看護師のエラーに気づいたり、不安になったりしたときに看護師を呼ぶ。

　手に巻きつけて握らせるか、イラストのような設置方法で、確実に呼べるように工夫しましょう。

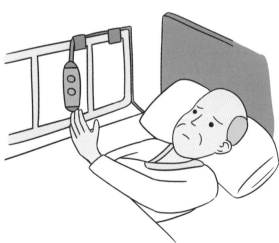

●センサー類

センサーは、次のような現象を早く見つけて対処するために役立ちます。

・患者さんが転倒してしまった。
・指示を守らず1人で歩き始めてしまった。

センサーが鳴ったら、できるだけ早くかけつけましょう。

また、センサーは断線しやすい場合があります。つけたときだけでなく、ラウンドごとに鳴動を確認しておくと安心です。

また、センサーがついていても、患者さんが外してしまっている場合や、外れてしまっている場合があります。

センサーはあくまでも補助的なものと考えておきましょう。

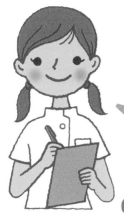

ナースコールやセンサーが患者さんの命を守っているんですね。

新人ナース

---

column

ナースコールが頻繁な患者さんへの対応

ナースコールを頻繁に押す理由は、看護師が対処可能なものと、対処が難しいものがあります。対処可能なものとは、痛み、不眠、尿意などです。これらは、先輩や医師に協力を依頼してみましょう。

対処が難しいものには、不安や孤独感などがあります。不安や孤独感に対しては、マッサージや傾聴などで、やさしさを感じてもらうことはもちろん大切です。しかし、マッサージや傾聴が終わったあと、不安や孤独感はまたすぐに押し寄せてくるかもしれません。「業務の妨げになるので、控えてください」と説明するだけでは、不安や孤独感からくる行動を押しとどめることは難しいでしょう。

医学的な対応や看護介入を経てもナースコールが頻繁で、業務を妨げられる場合には、チームカンファレンスなどで相談しましょう。チームで統一した対応をとることで、患者さんがどこまでのケアを頼めるか、患者さん自身に伝えることが容易になります。

抑制

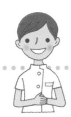

生命に危険が迫っていて、ほかに方法がない場合に限り、一時的に実施します。

チームで条件を確認・共有しよう

自由は人間の基本的な権利です。

しかし次のような場合、物理的に抑制する（＝自由を制限する）ほうが患者さんのためになることがあります。

> せん妄や認知症などの精神障害や薬物の影響で、治療に協力できない患者さんのうち、治療を受けないと生命に危険が及ぶ場合

このようなケースでは、抑制するかどうか、チームで検討し、判断します。多くの施設では、抑制開始にあたり家族による同意書が必要です。

また、抑制を決めたあとも定期的に抑制の必要性を判断し、早めに解除できるようにします。

また、抑制下では様々な弊害が生じることがあります。例えば、ADLの低下や、信頼関係の崩壊、抑制帯による褥瘡などです。

定期的に観察して、害を早く見つけるようにしましょう。

さらに、必要性を毎日評価して、できるだけ早く外すことが大切です。

無断離棟・離院を防ぐためにできること

先輩たちはどのようにしているのでしょうか。入院の際、入院の必要性や規則に関して説明することは当然重要です。

とはいえ、説明すれば相手が従うという前提で捉えるのは危険です。どんなに理解していても、従うかどうかは本人が決めることです。

ですから、無断で出歩く患者さんには説明だけでなく、患者さんが離棟・離院したい理由を知って対処することが大切です。買い物が必要なのか、会いたい人がいるのか、入院生活が退屈なのか……一人ひとり、その理由は違います。

頭ごなしに叱っては、相手の話す気をそいでしまいます。

意識的にコミュニケーションをとること、落ち着かない雰囲気をキャッチすることを心がけましょう。また、看護師の間で一貫した対応がとれるよう、情報を共有しましょう。

抑制が失敗するケース

抑制が失敗するケースとして、次のような例があります。

❶つけ忘れ
清拭などのケアのあとでは、つけ忘れがないか確認しましょう。

❷きつすぎる
きつすぎると褥瘡のもとになることがあります。ラウンドの際には皮膚の状況を観察しましょう。

❸緩すぎる
緩すぎると意味がありません。

❹固定場所が動く
ベッド柵などに抑制帯をつけると、ベッド柵ごと持ち上げられてしまうことがあります。

❺患者がずれてしまう
ベッドの上げ下げの繰り返しや体動で、患者さんの体がずり落ちてしまうことがあります。

❻面会中取り外していたら……
面会中、抑制帯を外していたら、家族の目の前で管を抜いてしまう、ということは珍しくありません。何に気をつけたらいいか、どう行動したらいいかを家族とよく相談したうえで、抑制帯を外しましょう。

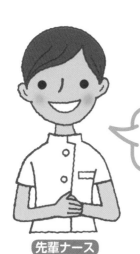

高齢者が増えているから、抑制帯による害も心配です。

先輩ナース

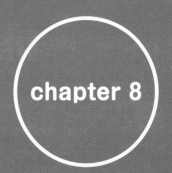

chapter 8

排泄と清潔保持の支援、気道吸引

大学や専門学校で習ってきたことを
実践の中でおさらいしましょう。

排泄・清潔保持

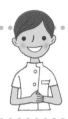

トイレ誘導や浣腸、清拭といったケアの役割を確認しましょう。トイレに行ったり、身ぎれいにしたりすることは、人間が最初に身につける生活習慣の1つです。

尊厳と安全のバランスをとる

❶排泄・清潔保持の意味
排泄・清潔保持は単に感染予防となるだけでなく、人間の文化的な生活の要素です。

・医学的な側面
皮膚や粘膜が不潔なまま、糞尿が排泄されないままであれば、そこから感染が引き起こされやすくなります。

・文化としての側面
どのように排泄するか、どのように清潔を保つかは、文化や家庭によって大きく異なります。患者さんの文化や家庭のスタイルに沿ったやり方で、個人の尊厳を守ることが大切です。

❷排泄・清潔保持の原則
尊厳を守ることと、安全に行うことはしばしば矛盾する場合があります。経験を積むと、2つのバランスがとれるようになってきます。

・尊厳を守ること
その人の希望をできるだけ尊重しましょう。人から見えないようにすることだけでなく、においや音が漏れないようにすることを大切にしている人もいます。患者さん自身にできないところだけを手伝うのが原則です。

・安全に行うこと
転倒や熱傷、スキンケア時などのけがを防ぐ必要があります。立位が不安定な人や、認知能力に問題のある人は、個室の中や外での見守りが必要になります。どの程度の見守り・介助が必要か、先輩にアドバイスをもらいましょう。

❸排泄・清潔保持の支援の中でよくあるトラブル
転倒、皮膚損傷、直腸穿孔が代表的なトラブルです。おむつ交換の注意点はp.75を参照してください。

・転倒
転倒は、転びやすい環境と、個人の能力が合わさって起こります。転びにくい環境づくりが第一です。

転びやすい環境		転びやすい個人
トイレの個室内 ポータブルトイレ 浴室内・脱衣所 手すりがない場所		筋力の低下 バランス感覚の鈍磨 認知機能の低下

<table>
<tr><td>環境づくりのポイント</td></tr>
</table>

- スリッパは危険です。面倒でもスニーカーをはいてもらうようにします。
- 浴室では肘かけ付きのいすを、つかまりやすいように設置します。
- 転びやすい人は、排泄・入浴が終わるまで見守るか、終わったらナースコールで呼んでもらうか、先輩・患者さんを交えて話し合いましょう。

・タオル、湯による熱傷

温度を確かめたつもりで、患者さんにやけどを負わせてしまった、という事例が多く発生しています。高齢者の皮膚・内膜は思うよりずっと脆弱です。温度は温度計で確かめましょう。時間がないときは、少しぬるいくらいを目途にするようにしましょう。また、タオルや湯をベッド上に置いてはいけません。

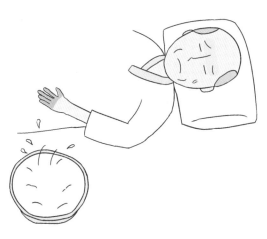

・スキンケア

ベッド柵や車いすなどに接触することで、皮膚に裂傷ができることがあります。高齢者やステロイド、抗がん剤などの長期内服者は特に愛護的に接しましょう。

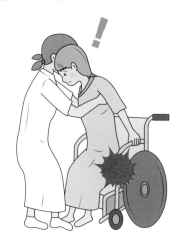

・直腸穿孔

立位でグリセリン浣腸＊を実施して、直腸穿孔に至るケースがあります。どうしても立位を望む患者さんの場合は、患者さん・主治医とともにリスクとベネフィットを共有し、よく話し合う必要があるでしょう。

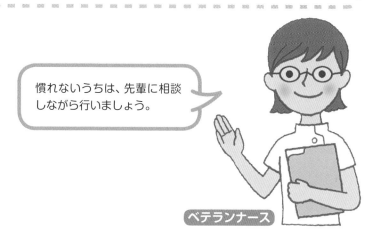

慣れないうちは、先輩に相談しながら行いましょう。

ベテランナース

＊**グリセリン浣腸**　先が長い保険収載品。OTCは立位でできるものも販売されている。

気道吸引の意義と適応、頻度

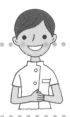

呼吸をしやすくすること、痰詰まりを防ぐこと、感染を防ぐことを目指して実施します。

気管吸引、鼻腔・口腔吸引

気道吸引には、気管吸引および鼻腔吸引、口腔吸引が含まれます。

●気道吸引の3つの意義

安楽	痰による息苦しさを和らげる
窒息予防	痰詰まりによる窒息を防ぐ
感染予防	痰の誤嚥による肺炎を防ぐ

●気道吸引の適応

・気管吸引
気管挿管・気管切開でチューブが入っている人や、気管孔から呼吸している人で、自分では痰を出せない人が対象です。

・口腔・鼻腔吸引
自分ではうまく痰・鼻水・唾液を出せない人に対して行います。日常の気道確保と口腔ケアの際だけでなく、歯科・口腔外科および耳鼻科の処置でも使います。

●吸引の頻度

意識がある患者さんの場合、吸引は苦痛を伴います。

吸引の間隔が決まっている施設・病棟もありますが、「アセスメントして必要だと思うときに実施する」のが基本です。以下のようなアセスメント項目があることを知っておきましょう。

・うまく酸素を取り込めているか？
　酸素飽和度（SpO_2）
・自分で痰を出せるか？
・呼吸回数
・呼吸の深さ
・副雑音

● **吸引時のよくあるトラブル**

● 気管吸引

・吸引時間が長すぎて酸素飽和度が低下

　　人工呼吸器を使っている患者さんの場合、吸引している間は十分に呼吸することができません。

　　事前に十分酸素を吸ってもらいましょう。

　　吸引は長くても10秒程度で終わらせましょう。

　　短時間で全部の痰を吸引できるよう、段取りすることが大切です。

・吸引のあとに人工呼吸器の再始動を忘れる

　　人工呼吸器をスタンバイにしたり、電源を切ったりすると、再始動を忘れることがあります。

　　吸引の際は、アラームだけを一時停止にするようにしましょう。

● 口腔・鼻腔吸引

　　解剖学的には個人差があるので、気をつけていても、出血や嘔吐が起こることがあります。

　　対処方法を知っておきましょう。

・鼻出血

　　鼻腔は傷つきやすく、止血しやすい部位です。

　　次の表に、出血を予防するためのコツと、出血が起きてしまったときの対処についてまとめます。

予防	・解剖に沿ってゆっくり管を進める。 ・管が進まなくなったら、一度少しだけ戻してもう一度入れてみる。それでもダメなときには、無理は禁物である。
対処	・出血が多いと感じたら、鼻の穴から約1cm入ったところに小指の太さに固めた脱脂綿を入れる。鼻を外側から指で強めに押さえて10分間待つ。出血がひどくなければ、脱脂綿を途中で交換しない。 ・それでもだめなときは医師に報告する。

● 嘔吐

　　口腔の奥にカテーテルが触ると、嘔吐反射を引き起こすことがあります。

　　反射だけであれば次回から気をつけるようにします。実際に吐いてしまった場合は誤嚥や窒息の危険があります。

予防	・舌の奥の部分にカテーテルが触れないように操作する。 ・経管栄養や食事の前に吸引を実施しておく。
対処	・すぐに顔を横に向けて応援を呼ぶ。 ・吐物を吸引する。 ・バイタルサインを測る。

気管吸引実施のポイント

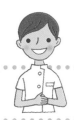

無菌手袋と滅菌カップ、滅菌チューブ、アルコール綿が必要です。

➕ 気管吸引のポイントは清潔操作

　滅菌グローブを両手にはめて行います。利き手は清潔、反対の手は不潔として扱います。

❶カテーテルをつなぐ、滅菌蒸留水をカップに注ぐ
　手洗いをしたら、吸引カテーテルの封を開けます。
　カテーテルの接続部を、吸引コネクターにつないでおきます。
　このとき、透明なチューブの部分は袋に入れたまま、触れないようにしましょう。滅菌蒸留水もこのとき用意します。

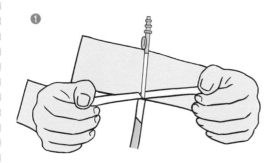

❶

❷滅菌手袋をはめる
　清潔操作で滅菌手袋をはめます。手袋の外側や、包装の内側には触れないようにしましょう。利き手を清潔に保ちます。

❷

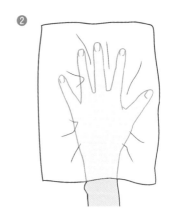

❸人工呼吸器のコネクターを外す
　人工呼吸器をつけている場合には、コネクターを外します。利き手でないほう(不潔)の手で外します。無理に引っ張ると事故抜管の原因になります。接続が意外に固くてびっくりするときもありますが、落ち着いて。

❹カテーテルを取り出す
　利き手でないほうの手（不潔）でコネクターを、利き手（清潔）でカテーテルを持って取り出します。

❺吸引圧を確認して挿入する
　利き手でないほうの手でカテーテルの接続分を折り曲げて、吸引圧（20kPa［150mmHg］程度）を確認します。
　折り曲げたままカテーテルを気管チューブの長さと同じ程度になるよう挿入します。吸引カテーテルに目盛りがついていない場合は、事前に気管チューブの長さをイメージしておくことが大切です。病棟の物品庫などで患者さんに挿入しているチューブと同じものを見せてもらっておくのも一つのやり方です。

❺❻

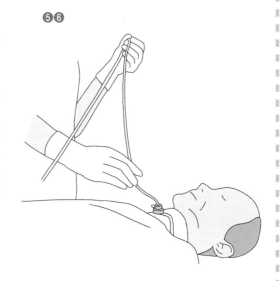

❻吸引圧をかけて吸引カテーテルをゆっくり抜く
　曲げていた部分を開放すると、吸引圧がかかります。吸引カテーテルを抜きながら痰を吸い取っていきます＊。

❼滅菌水を吸わせて終了
　人工呼吸器のコネクターを戻し、SPO$_2$を確認します。

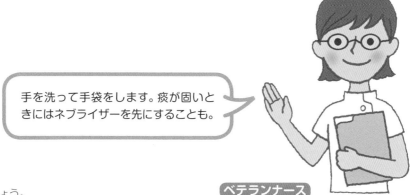

手を洗って手袋をします。痰が固いときにはネブライザーを先にすることも。

ベテランナース

＊施設の方針に従いましょう。

鼻腔・口腔吸引のポイント

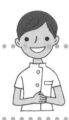

鼻腔・口腔吸引では、鼻腔や口腔のつくりをよく理解しておくことがポイントです。

🜚 手袋装着、挿入角度に注意

手袋を装着します。滅菌でなくても大丈夫です。吸引圧は80～120mmHg程度に調整します。

大人の鼻腔吸引の場合、カテーテルを20cmくらい挿入します。とはいえ、長さはあくまでも目安です。鼻から耳の下を通って、喉のところまで届く長さを、だいたいイメージしてから挿入します。

鼻腔吸引の場合、開口部から上向きにカテーテルを挿入すると鼻出血しやすいだけでなく、十分に吸引することができません。

鼻腔の吸引が終わったら、アルコール綿でカテーテルを拭いて、水を吸わせ、口腔を吸引します。

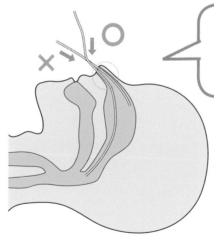

鼻の上に向かって入れると鼻血が出やすい。顔に向かってまっすぐ奥にカテーテルを進めます。

鼻腔の場合は、ゆっくりカテーテルを進めると苦痛が少なくなります。

ベテランナース

chapter 9

食事どきのケア

食事摂取にもいろいろな経路による方法があります。
それぞれの方法で、安全安楽に食事がとれるよう
ポイントを確認しましょう。

食事の前に

食事をおいしく安全にとってもらうために、必要な準備があります。それぞれの患者さんの状況に適した食事となるように、食事の内容や環境を見直してみましょう。

患者さんに合った食事形態ですか？

　食事は、まず口の中で①咀嚼（そしゃく）され、②食塊をつくり、③喉の奥に送り込まれます。

　これらの過程のどこに食事を難しくする原因があるのか、よく観察し、適した形態の食事を選びましょう。下の表に記した食形態に加えて、嚥下（えんげ）能力が衰えてむせやすい場合は、とろみをつけることでも飲み込みやすく誤嚥しにくい食事にできます。

▼食形態の特徴と適した患者

	特徴	適した患者	避けたほうがよい場合
きざみ食	小さく刻んだ食事	咀嚼する力が弱い 入れ歯が合わない 開口障害がある	唾液が少ない 入れ歯を使っている
軟菜食 （ソフト食）	煮込んだり、茹でて舌でつぶせるくらい柔らかくした食事	咀嚼する力が弱い 食塊の形成が難しい 嚥下機能の低下 胃腸が弱い	―
ミキサー食	ミキサーで液体状にした食事	嚥下機能の低下	食塊の形成が難しい
嚥下食	柔らかくしたものをミキサーでペースト状、ゼリー状にした食事	嚥下機能の低下	―
流動食	重湯や液状のおかず	術後 消化器疾患	低栄養

食欲がない患者さんへの工夫

　食欲不振の原因や誘因には様々なものが挙げられます。まず、何が原因となっているかを把握しておきましょう。

▼食欲不振の主な原因

・食欲をなくす食事	・生化学的異常
・多量に盛り付けた食事	高カルシウム血症
・嗅覚・味覚の変化	低ナトリウム血症
・消化不良	・尿毒症
・悪心・嘔吐	・治療に起因したもの
・早期飽食感	薬
・胃内容物の停滞	放射線治療
・便秘	化学療法
・口腔内不快感	高カロリー輸液
・歯列が悪い	・疾患の進行
・義歯の不都合	・不安
・痛み	・抑うつ
・悪臭	・社会的孤立、孤独

● 食形態の変更

　食形態を変更した場合、おいしそうに感じられるように工夫したり、選択性のメニューを提示したりするなどしてみましょう。

食形態を変更する際に気をつけること
・メニューの説明をする。
・介助する場合には、主食、副菜、汁物などをバランスよく交互に口に運ぶ。
・本人のペースに合わせた介助。
・成型されたソフト食などの提供。
・選択メニューの提示（食欲低下時に勧められる選択性のメニューがある場合）。

食前薬はいつ内服する？

　食前薬は食事の30分前、食直前薬は10分以内前に内服します。血糖降下薬や消化促進剤、制吐剤など食前に内服する薬があります。胃の中が空の状態で内服するので、食事の成分に影響を受けず、また効果が早く表れやすくなります。

血糖測定とインスリン投与

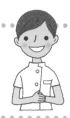

血糖測定やインスリンの投与は、看護師として実施するだけでなく、患者さんに指導することも多い手技です。正確な知識と技術を身につけておきましょう。

血糖測定

血糖測定は自分で実施するだけでなく、患者に測定方法を指導することもあります。正しい方法を覚えておきましょう。

▼血糖測定の方法

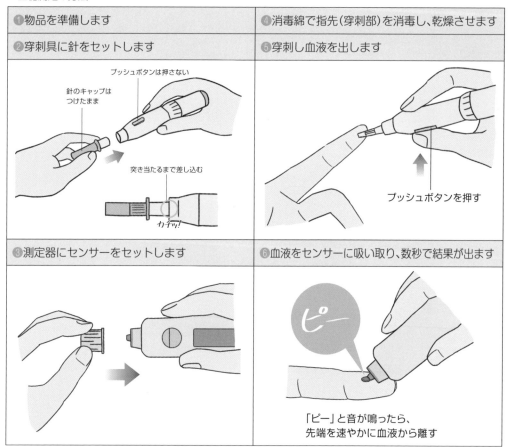

❶物品を準備します	❹消毒綿で指先(穿刺部)を消毒し、乾燥させます
❷穿刺具に針をセットします	❺穿刺し血液を出します

❷（図） 針のキャップはつけたまま／プッシュボタンは押さない／突き当たるまで差し込む／カチッ!

❺（図） プッシュボタンを押す

❸測定器にセンサーをセットします

❻血液をセンサーに吸い取り、数秒で結果が出ます

ピー

「ピー」と音が鳴ったら、先端を速やかに血液から離す

インスリン皮下注射

一般的に皮下注射での投与は、以下の2種類の方法で行います。

❶決め打ち：医師により処方された決め打ち単位のインスリンを食前に皮下注射します。

❷スケール打ち：食前の血糖値に応じてあらかじめ医師から指示されたスケールに沿った単位のインスリンを食前に皮下注射します。

● **注射部位**

看護師が実施する場合は、ほかの皮下注射と同様に上腕に注射します。

自己注射する場合には、上腕、腹部、臀部、大腿部が候補になります。

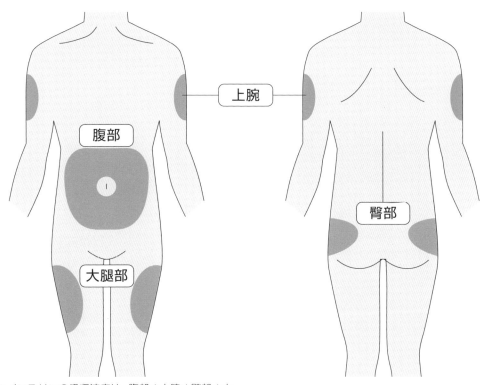

※インスリンの吸収速度は、腹部➡上腕➡臀部➡大腿部の順で遅くなるため、吸収速度が速く、温度変化も少ない腹部が最も適しているとされています。

注射器でのインスリン皮下注射

注射器によるインスリン皮下注射には、インスリン専用の注射器を使用します。

インスリン皮下注射の手順
❶白濁タイプのインスリンは転倒混和する。 ❷バイアルのゴム栓を酒精綿で消毒する。 ❸注射器に指示の投与量と同量の空気を吸引し、バイアルに注入する。 ❹バイアルを逆さまにして、インスリンを注射器に吸引する。 ❺注射器内の気泡を取り除く。 ❻患者の上腕を消毒する。 ❼皮下脂肪をつまみ、30度の角度で注射針を刺入する。 ❽血液の逆流がないことを確認して、インスリンを注入する。 ❾注入後は刺入部を揉まず、アルコール綿で押さえる。

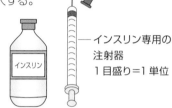

インスリン専用の注射器
1目盛り＝1単位

インスリンには白濁タイプと透明タイプがあり、白濁タイプは中間型や混合型の製剤です。この製剤を使う場合には、結晶をしっかり混ぜ合わせておかないと、吸収に時間がかかり作用時間が延びてしまいます。

ペン型インスリンの使用

自宅でインスリンの自己注射が必要となる場合、ペン型インスリンの使用方法を患者に指導することになります。様々なタイプのものがありますが、基本的な使用方法は似ています。代表的なものについては、実際に触れてみて、使用方法を把握しておきましょう。

▼ペン型インスリン製剤の主な使用方法

❶物品を準備し、薬液の種類、使用期限、製剤の状態を確認する。

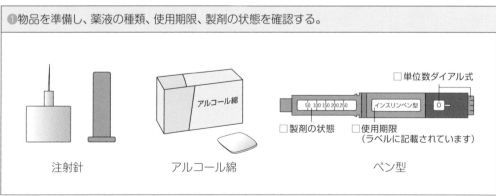

注射針　　　　アルコール綿　　　　ペン型

❷懸濁<ruby>懸濁<rt>けんだく</rt></ruby>製剤の場合は転がしたり振ったりして、混和させる。

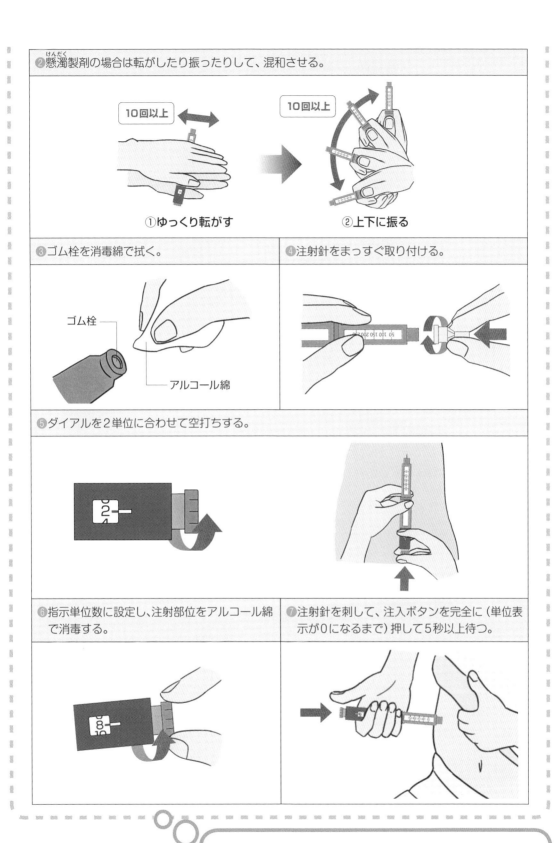

10回以上

10回以上

①ゆっくり転がす

②上下に振る

❸ゴム栓を消毒綿で拭く。

ゴム栓

アルコール綿

❹注射針をまっすぐ取り付ける。

❺ダイアルを2単位に合わせて空打ちする。

❻指示単位数に設定し、注射部位をアルコール綿で消毒する。

❼注射針を刺して、注入ボタンを完全に（単位表示が0になるまで）押して5秒以上待つ。

打つ前に、食事が食べられそうかどうか確認しましょう。
投与後、食事がとれないと低血糖を引き起こすことがあります。

誤嚥を防ぐ食事姿勢

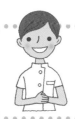

高齢者や麻痺のある人の場合、特に食事の際の誤嚥（ごえん）に注意が必要です。誤嚥の防止に重要なのが食事の姿勢です。患者さんが安全で安楽に食事できる姿勢のポイントを押さえておきましょう。

座位をとれる場合の食事姿勢

安定した座位で、自己摂取しやすい姿勢をとります。そのためには、上半身だけでなく、下半身が安定していることも大切です。

座位のポイント
・頸部（けいぶ）屈曲姿勢
・深く腰かけている
・体が傾いていない➡クッションなどで調整
・テーブルは肘が自然につく高さ
・足底が床にしっかりとついている➡足台などで調整

● **麻痺がある場合**

体が麻痺側に傾きやすいため、麻痺側の上肢をテーブルの上にのせておきます。

▼いすでの食事

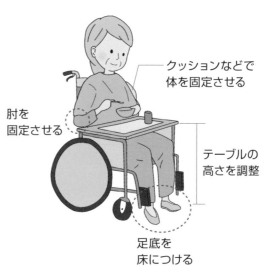

クッションなどで
体を固定させる

肘を
固定させる

テーブルの
高さを調整

足底を
床につける

座位をとれない場合の食事介助

胃食道逆流を防ぐため、セミファウラー位＊を
とります。

食事介助が必要な場合

（ギャッチアップ角度30度）

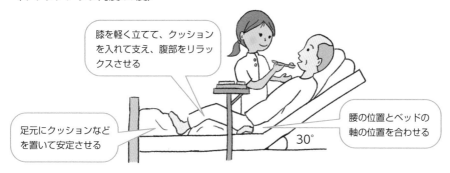

膝を軽く立てて、クッションを入れて支え、腹部をリラックスさせる

足元にクッションなどを置いて安定させる

腰の位置とベッドの軸の位置を合わせる

30°

● 自己摂取可能な場合

利き手と反対側に側臥位をとり、オーバーテーブルをベッド横に設置して、食べやすい位置に食事をセッティングする。

自分で食事がとれる場合

（ギャッチアップ角度60度）

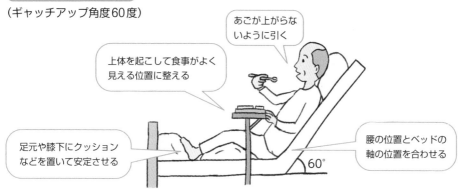

あごが上がらないように引く

上体を起こして食事がよく見える位置に整える

足元や膝下にクッションなどを置いて安定させる

腰の位置とベッドの軸の位置を合わせる

60°

胃食道逆流を防ぐポイント
・しっかり覚醒しているか確認。 ・頸部前屈姿勢➡座位よりも伸展しやすいので特に注意。 ・ずり落ちない工夫➡膝下や足底にクッションを入れて調整。 ・腕を支える工夫➡バスタオルを丸めたものを入れて調整。 　腕が支えられることで、首回りの緊張がとれ、嚥下しやすくなる。 ・食事終了後も20分程度はギャッチアップのまま（逆流予防）。

＊**セミファウラー位**　仰向けで、上半身を15〜30度に起こした状態。

食事介助者の姿勢

　食事介助は、する側の姿勢や態度も患者の食事
摂取に影響します。

食事介助のポイント
・目線を同じ高さまで落とす➡介助者もいすに座るか、しゃがむ。 ・高齢者のひと口目は誤嚥しやすい。まず2、3滴舌に水をたらしてみてから食事開始（口内乾燥時は誤嚥しやすい）。 ・飲み込んでいるときには話しかけない。 ・ひと口ずつ飲み込んだのを確認してから次を進める。

高齢者の誤嚥性肺炎と予防

　高齢者の肺炎の多くは誤嚥性肺炎だと言われています（下図）。脳疾患、寝たきり状態、口腔内不衛生、胃食道逆流、抗精神病薬の多剤使用が危険因子とされており、食事以外の睡眠時などにムセなく唾液と一緒に雑菌を吸引してしまう「不顕性誤嚥」による肺炎も多く見られます。予防には、薬物療法のほか、口腔ケア、食後2時間の座位保持、抗精神病薬の使用頻度の見直しなどが有効とされています。

▼肺炎入院患者における誤嚥性および非誤嚥性肺炎の年齢別割合

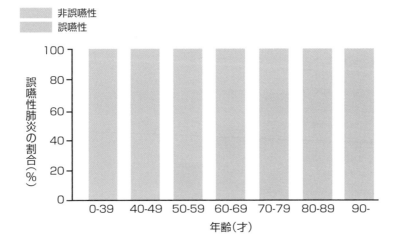

出典：Teramoto S, Fukuchi Y, Sasaki H, et al. JAGS 56, 577- 579, 2008

経管栄養法 ①経鼻胃管

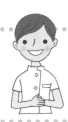

口から食べ物、水分、薬などを摂取できない場合に、鼻から胃や十二指腸、空腸などに管を通して流動食を注入し、栄養を補給することを経鼻胃管栄養法といいます。

挿入の手順

チューブは1週間に1回交換し、左右の鼻を交互に利用するようにしましょう。

　まずは、次の手順に沿って挿入していきましょう。

経鼻胃管の挿入の手順
❶チューブを入れる長さを決め、チューブに印をつけておく。 　挿入する長さの目安：鼻から耳までの長さと、顔を横に向け耳からみぞおちまでの長さを足した長さ（50cm程度）。 ❷患者の体位を整える：仰臥位の場合は上半身を起こす。なるべく座位に近い体位で、前傾姿勢をとると食道に入りやすくなる。 ❸鼻腔内、チューブの先端に潤滑剤をつける。 ❹顔面に対して直角に近い角度でチューブを挿入する（キーゼルバッハ部位に注意）。 ❺15cmほどで先端が咽頭部分に到達する。ゴクッと何度か唾を飲み込んでもらい、飲み込むタイミングに合わせてチューブを入れていくと、気管内に入るのを防げる。 ❻咽頭部分を通り過ぎたら手早く入れる。 ❼口腔内を観察し、たわみがないことを確認する（むせ込んだり、顔色が悪くなったりする場合は、すぐにチューブを抜いて落ち着いてから入れ直す）。 ❽印のところまで入ったら、胃内容物が吸引されることを確認する。 ❾テープで固定する。 ❿チューブの先端が胃の中に入っているか腹部X線で確認する。 ⓫チューブの鼻から出たところの位置をマーキングしておく。

▼経腸栄養アクセスの種類

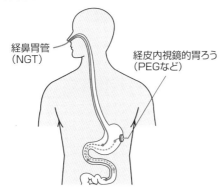

経鼻胃管（NGT）

経皮内視鏡的胃ろう（PEGなど）

▼テープ固定方法の一例

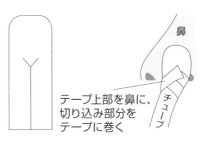

鼻

チューブ

テープ上部を鼻に、切り込み部分をテープに巻く

誤挿入を防ぐポイント

　胃以外の気管などに誤って挿入されたカテーテルから栄養剤や水分を投与すると、窒息や重篤な肺炎を引き起こします。以下の点をよく確認し、誤挿入による合併症を防ぎましょう。

誤挿入を防ぐためのポイント
・嚥下障害、意思疎通困難、身体変形、挿入困難歴のある患者は挿入のリスクが高い、ということを認識しておく。 ・胃管挿入時の位置確認はX線やpH試験紙での胃液確認 (pH5.5以下) など、複数の方法で行う。 ・嗄声（させい）になっていないか、胃内容物が吸引できるか確認する。 ・初回投与時は、日中に水を少量投与してみる (重篤な合併症を回避するため)。 ・投与開始後は、頻呼吸や咳嗽、呼吸状態の変化、分泌物の増加、呼吸音の変化、SpO_2低下などを観察する。 ・チューブの鼻出口につけた印の位置がずれていないか、口内でたわんでいないか確認してから投与する。

よくあるトラブル

　挿入後、以下のような状態が見られることがあります。状態に応じて対処しましょう。

●何も引けてこない
　胃内に留置されていない可能性があります。すべて消化されて胃内に何も残っていない場合もあります。
　➡チューブの位置が正しいかもう一度確認したうえで、水などを少量から入れてみましょう。

●胃内容物がコーヒー残渣様、血液が混ざっている
　消化管のどこかから出血している可能性があります。
　➡医師に報告します。

●胃内容物が緑色、濃い黄色
　胆汁が引けています。腸の通過障害や腸の動きが悪くなっている可能性があります。
　➡引けたものを胃内に戻して栄養剤などを少しずつ注入してみましょう。
　その後も続く場合や嘔吐する場合は、医師に報告しましょう。

経管栄養法 ②胃ろう

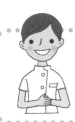

口から食べ物、水分、薬などを摂取できない場合に、腹壁から胃や十二指腸、空腸などに管を通して流動食を注入し、栄養を補給することを胃ろう栄養法といいます。

胃ろうカテーテルの種類

胃ろうには4つの種類があり、それぞれに長所・短所があります。それぞれの患者さんの状態に適したものを選んで留置します。

▼胃ろうカテーテルのタイプと長所・短所

		外部ストッパー	
		ボタン型	チューブ型
内部ストッパー	バルーン型	交換時期：1か月ごと 長所：見た目スッキリ。交換時の痛みが少ない 短所：注入時に接続管が必要。バルーンが縮むと抜ける	交換時期：1か月ごと 長所：注入時の接続が簡単。交換時の痛みが少ない 短所：チューブが邪魔。バルーンが縮むと抜ける
	バンパー型	交換時期：4～6か月 長所：見た目スッキリ。抜けにくい 短所：注入時に接続管が必要。交換時の痛みが強い	交換時期：4～6か月 長所：注入時の接続が簡単。抜けにくい 短所：チューブが邪魔。交換時の痛みが強い

よくあるトラブル

　胃ろうを増設することで、以下のようなトラブルが生じることがあります。状態に応じて対処しましょう。

●肉芽形成
　ろう孔周囲が炎症を起こしたりこすれたりすることで、粘膜が赤く盛り上がった状態。
　➡清潔保持に努めましょう。カテーテルがきつく固定されている場合は、ボタン型を長めのものと交換したり、チューブ型ならストッパーを少し緩めたりします。
　不良肉芽が大きくなり粘液や出血が増えるようなら、硝酸銀液で焼いたり、外科的に切除することもあります。

●発赤・びらん
　消化液が漏れたり、感染を起こしたりすることで生じます。
　➡水で洗って清潔を保持します。皮膚保護パウダーを使用したり、真菌がついている場合は抗菌剤を使用します。

●ろう孔からの漏れ
　ろう孔が大きくなったり、接続口に不具合があったり、胃内圧が高くなったり、胃の働きが低下したりすることで生じます。
　➡投与前に腹部の張り具合を確認し、ガスで張っている場合は蓋を開けてガス抜き、前回の栄養剤が残っている場合は、時間を置いてから投与します。
　漏れ防止のため、栄養剤を固形化することも検討します。また、胃内圧が高い場合は、胃ろうから空腸ろうへ変更することも検討します。

●カテーテルが詰まった
　チューブを根本からしごく、カテーテルチップで吸引する、20mL程度の白湯でフラッシュする、専用のブラシで洗浄する。また、逆流防止弁付きのボタン型であれば、弁を押し下げて付着物を取り除く
　➡それでも流れない場合はカテーテルを交換します。
　予防方法：栄養剤注入終了後20mL程度の微温湯でフラッシュし、チューブ内を10%食用酢で満たしておく。

●カテーテルが抜けてしまった
　➡再挿入、または新しいカテーテルを入れ直します。
　予防方法：腹帯の利用（自己抜去予防）、バルーン型の場合は1週間に1回、バルーンの固定水を吸引して漏れがないか確認する。

●バンパーが埋没してしまった
　胃壁内に内部のバンパーが埋まってしまい、カテーテルが浮いてきて押し込めなかったり、栄養剤が入っていかずにろう孔周囲から漏れてきたりします。
　➡同じろう孔から入れ直したり、新たにつくり直したりします。
　予防方法：1日1回はカテーテルを回転させる。胃壁を圧迫しないように固定する。

経管栄養法
③栄養剤・内服薬の注入

最近では、栄養剤や半固形化剤には様々な種類のものがあり、患者さんの疾患や消化器症状に合わせて使い分けることもできます。患者さんの状態に合わせて、種類や注入速度などを考えてみましょう。

注入の手順

　栄養剤や内服薬の注入は以下のような手順で実施します。

注入の手順
❶注入物は、体温程度に温めておきます。
❷座位、または仰臥位ならば上体を高くするか右向きにします。座位や右側臥位・腹臥位などもとれない場合は、呼吸が楽な体位にします。
❸チューブの抜けや挿入部周囲の異常、経鼻胃管の場合はチューブの固定位置がずれていないか、口内でたわんでいないか確認します。
❹腹部の張りを確認し、ガスを排出させ、カテーテルチップを使って前回注入分の残りを吸引し、量と性状を確認します。残量が多い場合は、時間を置いて注入します。
❺チューブとイリゲーター、栄養剤などをつないで注入する（速度の目安：胃内200～300mL/h、腸内100mL/h）。
❻注入し終わったら、20mL程度の白湯を注入します。チューブに注入物が残っていると詰まりの原因となります。
❼呼吸状態、意識変化、挿入部や接続部分からの漏れはないかを観察します。
❽投与後、注入器や取り外したイリゲーターなどは、チューブ内まで洗浄を十分に行い乾燥させます。必要時にはミルトンなどで消毒します。

注入時の確認ポイント

　注入時には、次のような点に注意して観察します。

確認のポイント
□ 安楽で、座位に近い体位
□ マーキングの位置
□ チューブのたわみがないか
□ 耳で呼気漏れがないか聴く（経鼻胃管の場合）
□ むせ込みがないか
□ SpO_2確認

よくある症状と対処法

　経鼻胃管や胃ろうからの栄養剤注入により、以下のような消化器症状が誘発されることがあります。

●腹部膨満

・曖気を促したり、チューブから胃内容物を吸引してみたりする。

・栄養剤の注入間隔を空けたり、1回中止したりする。

・腹部マッサージや浣腸で排ガスや排便を促す。

●嘔吐

・栄養剤の注入を止め、落ち着いてからゆっくりと注入を再開する。

・チューブから胃内容物やエアを回収し、性状を確認する。

・注入物の固形化を検討する。

●下痢

・栄養剤の注入速度を遅くする。冷たいまま入れない。

・注入量や濃度を1/2〜1/3に減らしてみる。

・注入物の固形化を検討する。

●ダンピング症候群

・注入速度を遅くする。

・注入量を少量ずつ、分割注入する。

・注入物の固形化を検討する。

口腔ケア

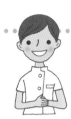

口腔内を清潔に保ち、感染を予防すること、口腔機能を維持することを目的
に行います。食事をしていないときでも、唾液による洗浄作用や抗菌作用が
低下し、感染しやすくなっているため、口腔ケアが必要です。

麻痺のある人はどのように口腔ケアをする?

　ベッド上で口腔ケアをする場合の、姿勢のポイ
ントは、基本的にベッド上で食事をする際の姿勢
と同じです。次の点に注意してケアしましょう。

麻痺のある人に対する口腔ケアのポイント
□ 姿勢を安定させる 　➡麻痺側にタオルや枕を挟む □ 自分で歯磨きをする場合 　➡麻痺側に汚れが残りやすく、本人は気づきにくいので、確認し手伝う 　➡うがいがうまくできない場合には、麻痺部分を自分の手で押さえながらしてもらう。口に残っ 　　た水は拭き取る □ 臥位で行う場合 　➡自分で歯磨きをする場合は、麻痺側を下にした側臥位で、健側の手で歯ブラシを持って磨く。 　　介助が必要な場合には、健側を下にした側臥位で行う □ 顔面神経麻痺がある場合 　➡口内の動きが制限されていて、誤嚥の危険性があるため、ブラシやスポンジブラシを使用する

意識障害のある人はどのように口腔ケアをする?

　意識障害のある患者さんの口腔ケアは全介助となります。食事をしていなくても、感染予防のためにも口腔ケアは行います。

意識障害のある人に対する口腔ケアのポイント
・少量の水でも誤嚥する危険性がある 　➡半側臥位で顔はしっかりと横に向ける 　　含嗽(がんそう)用の水は、注入と同時に速やかに吸引チューブなどで吸引する ・歯を食いしばったり、反射的に口を閉じたりすることがある 　➡アングルワイダーやバイトブロックを使用して視野を確保するとよい ・口腔内の乾燥から、舌苔(ぜったい)のこびりつきや出血を起こしやすい 　➡保湿剤やスポンジブラシなどを使用するとよい

義歯はどのようにケアする?

　意外と知らない義歯の管理ですが、次の点に気をつけてケアしましょう。自分でケアできる患者さんには、自身でケアしてもらいましょう。

義歯ケアのポイント
・外すときは下の義歯から、入れるときは上の義歯から先にすると出し入れしやすい ・義歯だけでなく、口腔内の汚れも取り除く ・乾燥による変形や変質を避けるため、完全に水に浸かるようにして保管する ・義歯洗浄剤を週に1〜2回使用して、細菌の繁殖を予防する ・研磨剤入りの歯磨き粉、アルコール、熱湯は、義歯を傷つけたり変形させるため使用しない

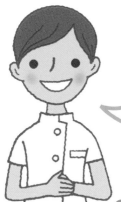

口腔内に食物残渣が残っている場合があるので、義歯を外したあとは、含嗽を行います。

先輩ナース

口腔トラブルに対する薬剤

　口腔内の状態に合わせて、次のような薬剤を使用することで、口腔内のトラブルを抑えることができます。

▼口腔トラブルに用いる薬剤

症状	対処薬剤
口腔内の乾燥（口腔保湿剤）	ウェットケアプラス、オーラルバランス、ビバジェルエット、リフレケア、マウスウォッシュ、グリセリン、絹水、オーラルウェット
口腔内の痛み	ハチアズレ、キシロカイン含嗽液、アズノール、キシロカイン軟膏
口臭	ハイザック
舌苔	オキシドール

唾液腺マッサージ

　唾液が少なくなると口腔内の自浄作用が働きにくくなり、感染しやすくなったり、痛みを感じたりしやすくなります。耳下腺、顎下腺、舌下腺それぞれに対するマッサージを行うことで、唾液の分泌を促しましょう。

耳下腺（じかせん）への刺激	
❶人差し指から小指までの4本の指を頬にあてる。 ❷上の奥歯あたりを後ろから前へ向かって回す。 ❸以上を約10回続ける。	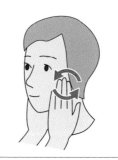 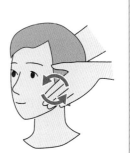
顎下腺（がっかせん）への刺激	
❶親指を顎の骨の内側の柔らかい部分にあてる。 ❷耳の下から顎の下まで5か所くらいを順番に押す。 ❸以上を約5回続ける。	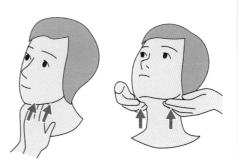

舌下腺への刺激	
❶図のように両手の親指を揃える。 ❷顎の真下から手を突き上げるようにグーッと押す。 ❸以上を約10回続ける。	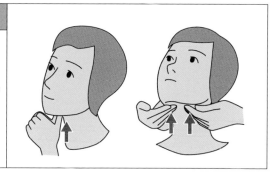

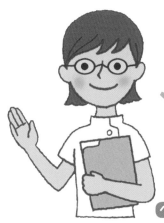

ベテランナース

加齢とともに唾液腺は委縮し、唾液分泌は低下します。唾液分泌が低下すると、口腔内の乾燥により、嚥下障害を起こしやすくなります。

chapter 10

検体採取

検体採取は、その目的によって方法が異なります。
それぞれのポイントを押さえておきましょう。

尿検査（一般検査、生化学）

尿検査には、看護師にも行える検査と、検査室で行う検査があります。
それぞれの注意点を知っておきましょう。

まずは観察

尿検体を採取したら、尿量や色も併せて見ておきましょう。

▼尿検体の観察のポイント

尿量	正常：1000〜1500mL/日 多尿：3000mL以上（下垂体後葉障害［抗利尿ホルモン減少］、糖尿による水分再吸収抑制） 乏尿：500mL以下 無尿：100mL以下（脱水、腎機能障害、膀胱・尿路障害）
色	正常：淡黄色〜透明 混濁、浮遊物：尿路感染症、細菌の混入 濃い色：脱水

尿比重はどんなときに測る？

尿比重の正常値は1.015〜1.030です。一般的には、以下のような場合に尿比重を測定します。

▼尿比重を測るタイミング

❶尿量に異常があるとき
❷腎機能が低下しているとき
❸血液検査で電解質（ナトリウム、カリウム、カルシウム）に異常があるとき
❹血清pHが異常で、濃縮力の異常を確認するとき
❺造影剤の排泄を確認するとき

尿比重の測定方法

尿比重計（屈折計法）を使って測ることができます。

▼測定の手順

❶尿をスポイトでとってスライド部分に1滴落とす。	❷カバーを外して、比重計を水平に保持し、レンズをのぞく。	❸視野の明暗境界部分の目盛りを読む。

> 糖尿や蛋白尿の場合は、正確な値とならないので注意しましょう。

先輩ナース

尿簡易検査（試験紙法）で気をつけることは

尿を試験紙に1〜2秒浸すだけで、その色の変化から様々な項目の検査ができます。

ただし、試験紙に付着している試験薬は変性しやすく、正しく扱わなければ、正しい検査結果を得ることができません。

▼尿簡易検査試験紙

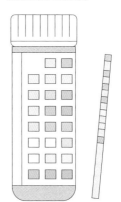

▼注意点

- ・尿に浸しすぎない（試薬が溶け出したり、反応が進みすぎる）
- ・試験紙は水平に持って判定（垂直〈縦〉にすると試薬が溶け出してほかの試薬に影響を与える）
- ・判定時間を守る
- ・使用期限に注意
- ・湿気で劣化するので、取り出したらすぐにキャップを閉める、乾燥剤を捨てない、濡れた手で取り出さない

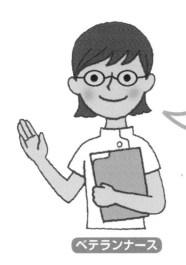

生理中は血液が混入してしまうので潜血反応が出ます。
生理中であることを伝えるか、生理の終了後に再度検査しましょう。

ベテランナース

✚ 検査室へ提出する場合は、速やかに

　なるべく直後に、遅くても採尿後4時間以内（ビリルビン、ウロビリノーゲンは1時間以内）に提出します。

▼採尿後、長時間放置した場合

- ・細菌や真菌が増殖したり塩類が析出したりするため、混濁の度合いが上昇する。
- ・細菌が増殖して尿素が分解され、アンモニアが生成されるため、pHがアルカリ性に傾く。
- ・尿が濃縮されるため、比重が高まる。
- ・ウロビリノーゲンが酸化してウロビリン体に変化するため、尿の色調が濃くなる。
- ・潜血について、初期は溶血反応が促進されて高値を示すが、その後ヘモグロビン変性が起こって陰性化する。

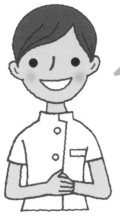

どうしても直後に提出できずに病棟などに保管する場合は、蓋をして冷暗所（4℃）に保管しておきましょう。

先輩ナース

便検査（一般、生化学）

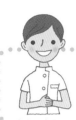

便検査では、特に潜血検査で食事への注意が必要となります。
正しく検体が採取できるよう、注意事項を知っておきましょう。

まずは観察 ── どんな便が異常？

便の観察でわかる異常には次の表のようなものがあります。

▼便の異常

色	黒色　　：消化管出血 赤〜鮮紅色：肛門部出血、直腸出血、鉄剤・蒼鉛剤内服
性状	粘液　　：赤痢、過敏性大腸炎、回腸・結腸炎 粘血便：赤痢、潰瘍性大腸炎、カンピロバクター腸炎、腸結核、結腸がん 膿_{うみ}　　：下部腸管の化膿_{かのう}性炎症

便潜血検査では食事制限に注意

便潜血検査では、食事の内容が検査結果に影響します。食事の変更や止める必要のある食品について知っておきましょう。

▼便潜血検査時の注意点

・食事を潜血食にする。
・検査の3日前から獣肉、鶏肉、魚類、貝類およびそれらでつくったもの（ちくわ、かまぼこなどの入った料理、煮汁などのだし類）などの食物を禁じる。
・血液がどこに付着しているかわからないので、表面や内部など数か所から採取する。
・陽性のときは、ほかの要因（鼻腔、口腔、咽頭からの出血、痔出血、月経などの血液の混入）も考えられるため、もう一度検査する。

検体は速やかに提出

時間が経つと色や反応が変化したり、腐敗・発酵が進むため、乾燥させないようにして、なるべく早く検査室へ提出しましょう。

特に赤痢アメーバのような原虫検査は、粘液・膿性・血性の部分を採取して、温かいうちに検査する必要があります。

便潜血検査では、便中のヘモグロビンを測定しますが、時間が経つほどヘモグロビンが減ることがわかっています。

新人ナース

採血

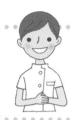

血液検査は採血の難しさとともに、検体の扱い方にも注意が必要となります。様々な方法を実践から学び、少しでも患者さんにとって安楽に検査できるようになりましょう。

採血しやすく、安全な血管を選ぶ

採血は、血管の選択が成功の鍵を握っています。血管を選ぶ際のポイントをいくつか挙げてみます。

▼採血する血管の選び方

- ・血管がポコッと盛り上がっていて、触るとわかる。
- ・血管壁が固いと逃げる。ほどよく柔らかいほうが刺しやすい。
- ・コロコロと逃げる血管の場合は、Y字になっているところの股を刺したり、少し横から刺してみる。
- ・腕がムチムチしていて血管が見えない場合も、指先に集中して腕に触れながら探すと見つかる（血管が深めの場合は45度くらいの角度をつけて穿刺する）。

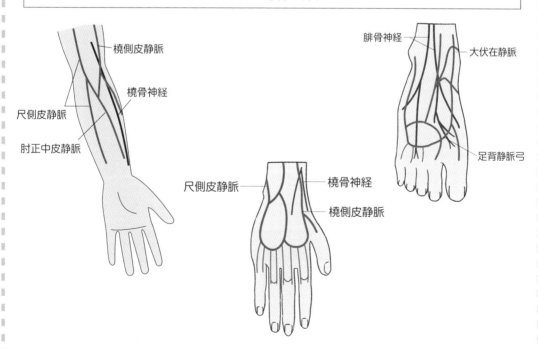

採りにくいときは

病状や体質によっては、血管が細かったり、見えにくかったり、固かったりで採血が難しい場合があります。そのような場合には、次のような方法を試してみましょう。

採血が難しい場合の工夫ポイント
□ 40℃前後の温タオルや保温材で数分間腕を温めて、血管を拡張させる。 □ 採血の直前まで腕を心臓より下に下げてうっ血させる。 □ 強く駆血しすぎない（動脈まで駆血してしまうことがある）。 □ 血管の中枢側から抹消測へ腕をゆっくり数回こすってみる。

これはNG
×血管を怒張させるための「グーパー」は、筋収縮によってカリウムが漏出し、検査値でもカリウムが高くなる可能性がある。電解質を調べるときには避けること。 ×採血部位をたたく方法は、逆に血管を収縮させてしまうため行わない。

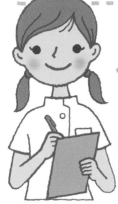

2回穿刺しても採血できない場合は、ほかの看護師に代わってもらいましょう。
交代すると意外にうまくいったりするものです。
患者さんとの関係を悪化させたり患者さんを不安にさせたりしないためにも、大切なことです。

新人ナース

血液の吸い上げに時間がかかると

採血が難しい場合には、血液の吸い上げにも時間がかかってしまうことがあります。採血に2分以上かかると、血液の性状が変わってしまいます。

▼血液の性状の変化

・血液が凝固する
・血性クロール値（Cl）が低下する
・血液比重が増加する

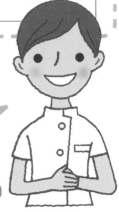

駆血時間が長くなると、血液が濃縮され、総蛋白、アルブミン値などが上昇するといわれています。駆血帯時間はなるべく短くなるようにしましょう。

先輩ナース

分注する採血管の順番は?

分注する採血管の順番は、真空管採血か、シリンジ採血かで異なります。

●真空管採血の場合

真空管採血の場合は、生化学➡凝固➡血算➡血糖➡そのほかの手順で行います。次の表に示す理由のため、最初と最後の凝固は避けましょう。

▼採血の最初と最後の凝固を避ける理由

最初	規定量の血液が必要であるため、組織液が入って固まりやすい。 翼状針の場合は、ルート内を満たすために血液量が少なくなる可能性がある。
最後	血液の勢いが弱まり、量が足りなくなる可能性がある。

●シリンジ採血の場合

シリンジ採血の場合は、凝固➡血算➡血糖➡生化学の手順で行います。溶血を防ぐため、注射針と採血管のゴム栓を外してからゆっくり流し込みます。薬剤と混和させるため、やさしく5回転倒混和 (溶血を防ぐためにゆっくり) します。

▼採血管の色分類

黄	肝炎検査
橙	血沈
グレー	血糖値、HbA1c
紫	血算 (血球数、血液像)
黒	凝固機能検査
茶	生化学検査

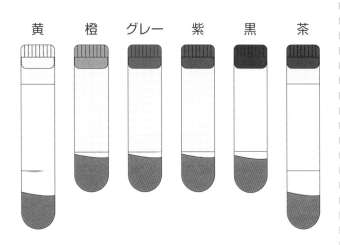

黄　橙　グレー　紫　黒　茶

細菌検査 ①喀痰検査

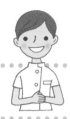

下気道（気管・気管支・肺胞細胞）感染の起因菌を知るための検査です。

雑菌の混入を避けために

　喀痰内に存在する細菌を同定するため、ほかの部分から入り込む雑菌をできる限り少なくすることが大切です。細菌検査においては次の点に気をつけましょう。

▼雑菌混入回避のための注意点

・朝起きた直後に採取するのが最もよい。
・採取前に歯磨きをして水道水で数回うがいをする。
・滅菌済み容器に痰のみを入れる（鼻汁や唾液が入らないように注意する）。

痰が出ないときは

　痰の採取が難しいことはよくあります。そのような場合には、3%高濃度食塩水を超音波ネブライザーで吸入し、痰を誘発させるとうまく採取できます。

　なお、下気道の炎症検査なので、咽頭粘液で代用することはできません。

やむを得ず病棟で保管する場合には

　採取後、ただちに検査室へ提出することが望ましいですが、やむを得ず保管する場合は、容器ごとビニール袋に入れて冷蔵保存（4℃）しましょう。

細菌検査 ②血液培養

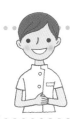

血液培養により、「敗血症」や「菌血症」の原因となっている菌を知るための検査です。起因菌が正しく検出されれば、効果的な抗菌剤の選択につながります。

無菌操作で採取

血液培養にあたっては、ボトル内に雑菌が入り込まないように、無菌操作で採取します。また、皮膚に存在した菌か血液中の菌かをより確実に同定するため、場所を変えて2回採取します。

▼血液培養検査の手順

❶穿刺部位を決めて、穿刺部位の汚れを落とす
・ひどく汚れている場合は、可能であれば流水と石けんで洗浄する。
・洗浄が不可能な場合は、70%イソプロピルアルコール綿（これは消毒というより洗浄の目的）を使ってよく拭き取る。

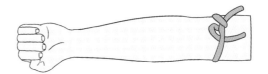

❷穿刺部位の1回目の消毒
・70%イソプロピルアルコール綿で、中心から同心円状に消毒する。

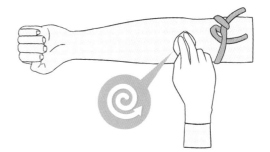

❸穿刺部位の2回目の消毒
・もう一度70%イソプロピルアルコール綿で同様に消毒を行い、乾燥するまで待つ。

❹採血前には手指消毒を行い、滅菌手袋を着用
・アルコール系綿式消毒薬で手指消毒を行ったあ
　と、滅菌手袋を着用する。

❺静脈から20mLの血液を採取する

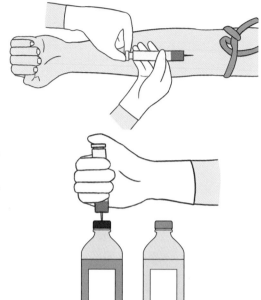

❻採血後、嫌気ボトル、好気ボトルの順に10mL
　ずつ分注する
・注射針を替える必要はないが、先端が汚染され
　ないように気をつけてボトルに注入する。

※ボトルのゴム栓は滅菌されていないため、アルコール綿で
　拭いておきましょう。

1回の採取では陽性となりにくく、24時間以
内に2〜3回行うと検出率が上がります。

やむを得ず病棟で保管する場合には

　検体採取後は、早期に適切な治療を開始できる
よう、速やかに検査室に提出します。やむを得ず保
管する場合には、35℃または室温で保管します。

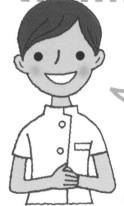

抗菌剤の投与開始前に採取するのがベス
トですが、すでに投与中の場合には次回
投与直前に採取します。

先輩ナース

細菌検査 ③尿培養

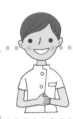

細菌性尿路感染症の有無を判定することを目的に行われる検査です。採取手順に気をつけて、雑菌や常在菌の混入を避けることが大切です。

常在菌がなるべく混入しないように

尿中の細菌を同定するため、周囲から雑菌や常在菌が入らないよう注意して採取します。男性の場合と女性の場合で手順が異なります。手順を説明する際には気をつけましょう。

▼女性の場合 (本来はカテーテル尿採取が望ましい)

・手洗いをする。
・尿道口付近を消毒綿で拭く (尿道口上の真ん中➡外側の順)。
・滅菌水ガーゼで2〜3回拭き、消毒液を除去する。
・片手で陰唇を開いたまま排尿する。
・出始めと終わりは便器へ、中間部分を採尿コップにとる。

▼男性の場合

・手洗いをする。
・包茎患者は包皮を十分に反転させ、亀頭を露出させる。
・尿道口付近を消毒綿で拭く。尿道口から外側へと拭き取る。
・滅菌水ガーゼで拭き取り、消毒を除去する。
・出始めと終わりは便器へ、中間部分を採尿コップにとる。

検体は採取後速やかに検査室へ

2時間以上放置すると常在菌が繁殖してしまうため、採取後1〜2時間以内に検査するのが望ましい。やむを得ず病棟などで保管する場合には、冷蔵庫(4℃以下)で保管する。ただし、淋菌を検査する場合には低温下で死滅するため、ただちに検査室へ提出する。

細菌検査 ④便培養

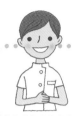

腸管感染症の原因を探るために行う検査です。
腹痛や下痢の症状があるときに検査します。

常在菌がなるべく混入しないように

便内の菌を同定するため、周囲の雑菌や常在菌
が混入しないように注意を払います。

▼雑菌混入を回避するための注意点

・清潔に洗って乾燥させたポータブルトイレや滅菌済み容器を直接肛門にあてて採取する。
・水様便の場合は滅菌スポイトで容器に採取する。
・排便困難な場合は肛門に滅菌綿棒（直腸スワブ）を2.5cm程度挿入し、静かに回して検体を付着させて採る。

やむを得ず病棟で保管する場合には

検体は採取後速やかに提出します。ただし、や
むを得ず保存する場合には、24時間以内は室温
保存します。それ以上保存する場合には、常在菌
が増えるのを防ぐため冷蔵保存（4℃）します。

便に水道水が混ざると、塩素の影響で菌が死
滅する可能性があります。トイレで採取する
際には、採取用のシートを使用するなどし
て、水が混ざらないようにしましょう。

先輩ナース

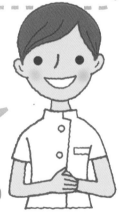

chapter 11

急変時の対応

急変時は誰でも緊張するものです。
対応のポイントを押さえておきましょう。

患者さんが急変したら

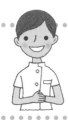

急変に直面すると、何をしてよいかわからなくなってしまう人もいるでしょう。何を観察し、最初にどのように動けばよいかだけでも頭に入れておくと安心です。

✚ 見て、聴いて、触って、1・2・3・4・5（迅速評価）

患者さんの様子がおかしいと感じたら、まず、五感を用いて5秒間、迅速評価を行います。

▼迅速評価の確認ポイント

見て（視覚）	・胸郭の動き、顔色、表情、意識レベル
聴いて（聴覚）	・気道が開いているか ・呼吸の速さ、深さ、パターン
触って（触覚）	・橈骨動脈、頸動脈が触れるか ・皮膚の状態（冷たく湿っていないか）

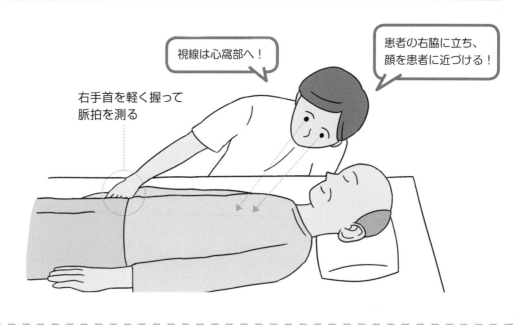

右手首を軽く握って脈拍を測る

視線は心窩部へ！

患者の右脇に立ち、顔を患者に近づける！

迅速評価で危険だと思ったら

　急変時は看護師としての経験が長くなっても緊張するものです。次のような手順を頭に入れて、いつでも行動できるようにイメージしておきましょう。

急変時対応のポイント
・自分はその場を離れない。 ・緊急コール（通常の呼び出し音とは異なる音で全看護師のPHSが鳴るもの）がある病棟では緊急コール、ナースコールの場合はコールとともに近くにいる看護師にも声をかけて人を集める。 ・救急カート、心電図モニター、除細動器（DC、AED）などを持ってきてもらう。 ・意識・呼吸が十分でない場合は、医師、医療チーム（RRTなど）の派遣要請をすると同時に、一次救命処置を開始する。 ・呼吸・循環が維持されている場合は、続けて観察（ABCDE評価 [➡ p.126参照]）を行う。 ・その結果、状態悪化が予測されれば、医療チーム（RRTなど）に報告して派遣要請をする。 　危険な徴候がない場合は、評価者が必要と判断すれば二次評価を実施する。

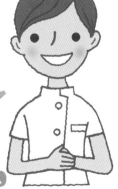

救急カートに何が入っているか、病棟での備品チェックなどを通して日ごろから確認しておくようにしましょう。

先輩ナース

急変時の観察と評価

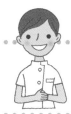

五感を用いた迅速評価で「生命の危機につながる危険な状態かもしれない」と思ったら、続けて必要な処置を判断するための評価へと移ります。

一次評価：ABCDE

　ただちに心肺蘇生法（CPR）が必要かどうかを判断するため、下記のAから順に評価していきます。途中で異常に気づいたら、すぐに処置に取りかかります。

▼ABCDE評価

A——Airway（気道）	➡異常があれば気道確保、呼吸観察へ
B——Breathing（呼吸）	➡異常があればバッグバルブマスクで補助換気開始
C——Circulation（循環）	➡心停止時はすぐに胸骨圧迫、人工呼吸開始、AED装着
D——Dysfunction of central nervous system（中枢神経）　➡意識レベルの変化	
E——Exposure（環境要因）　➡脱衣と外表、体温の観察	

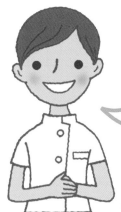

一次評価をしたら、一度医師に報告しましょう。
CPRの必要がある場合は、自分は続けて行い、ほかの看護師に医師への報告を依頼しましょう。

先輩ナース

二次評価（現病歴の聴取）：SAMPLE

　呼吸や循環がある程度安定し、生命の危機を脱したら、下記のような、急変につながるエピソードや、その後の治療に影響する患者情報を確認したり、詳細を医師に伝えたりします。

▼SAMPLE評価

S──Signs and Symptoms（徴候と症状）
A──Allergy（アレルギー歴）
M──Medication（薬物療法の情報）
P──Past medical history（既往歴）
L──Last meal（最後の食事）
E──Event leading to presentation（状況、現病歴）

短時間で適切に状況報告：SBAR

　急変時には、必要な情報を簡潔に短時間で報告する必要があります。バイタルサインの報告の際にも出ましたが、「SBAR」を活用して報告するとよいでしょう（➡ p.34 参照）。

▼急変時の会話例

● S（状況）…患者に何が起こっているのか
　　　　　　「○号室の○○さんですが、呼吸状態が悪く、意識レベルが落ちています」
● B（背景）…その状況の臨床的背景は何か
　　　　　　「脳梗塞で入院中で、麻痺があります。意識レベルJCSⅢ-300、$SpO_2$88％です」
● A（評価）…S、Bより、問題に対する自分の考えは何か
　　　　　　「痰詰まりを起こしている可能性があります」
● R（提案）…問題解決のために何をしてほしいか
　　　　　　「医師へ報告して、救急カートを持ってきてください」

急変時の記録

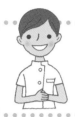

急変時の記録には、通常時の記録と異なるポイントがあります。
次から次へと処置が行われ、状況が変化する中で、正確に詳細を記録しておくことが大切です。

1人で対応しているときは……

記録用紙や電子カルテに記録することは難しいので、手元のメモ帳に、

> ・急変した時間と患者さんの状態
> ・行った処置（投与薬剤の量まで）と反応

などを「時間」と合わせてメモしておき、落ち着いてからカルテに記載しましょう。

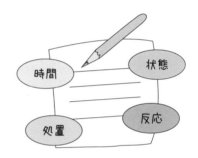

「記録します!!」と伝えてみよう

就職して1、2年目のころは、患者さんが急変しても何をすればよいかわからないものです。そこで、「記録係」を申し出てみましょう。自分の役割を見つけるとともに、先輩方の急変時対応を間近で学ぶことができます。

救急カートのそばで記録しながら、医師や先輩看護師に指示された物品や薬剤をカートから出して手渡す役目まで果たすことができるといいですね。

急変時の記録はとても大切です。
短時間で患者さんの状態が変化し、様々な処置や薬剤を使用するため、医師の報告を復唱しながら、正確に詳細を記録しましょう。

先輩ナース

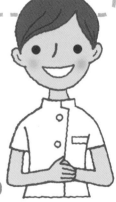

経時記録

　急変時の記録は、時系列で状態と実施した処置を書いていきます。アセスメントやプランは記載せず、次のような項目について、事実のみを時間経過に沿って記載していきます。

▼経時記録として記載する項目

・患者さんの状態（意識レベル、症状、処置への反応、医師の評価など）
・医療者の実施したこと（処置〈使用した機器や材料、量、挿入した長さ、方法など〉、投薬〈薬剤名と投与量〉、指示者名、実施者名）
・バイタルサインは測定するたびに正確な値を記録する
・医師の到着、指示、処置、報告した内容を医師の名前とともに記載
・家族への連絡（誰が誰に何を連絡したか）、到着状況
・医師の説明に対する家族の反応（説明内容は説明した医師が記載する）

▼記載例

11/1	14:35	呼名に対して返事なく、痛み刺激に対しても反応なし。 緊急コールし、応援要請。 自発呼吸なく、左右頸動脈も触知できず。 心臓マッサージ開始。	看護師 斉藤
	14:40	B看護師が口腔内確認後バッグバルブマスクにて人工呼吸開始。 C看護師が心電図モニターと自動血圧計装着した。 モニター上　血圧、SpO$_2$測定不能、心電図は不規則波形。	看護師 斉藤
	14:50	A医師到着。 14:35にJCS300、自発呼吸、頸動脈触知ないところを発見し心臓マッサージ、人工呼吸を開始したことを報告。	看護師 斉藤
	14:55	A医師により除細動200J×1回実施。 心電図モニター上、不規則波形。 心臓マッサージはA医師に交代し続行。 B医師到着し、気管内挿管実施 8 Fr挿管チューブで20cm固定。 バッグバルブマスクに接続し、B看護師が人工呼吸続行。	看護師 石井
	15:00	B医師により左前腕に20Gで輸液ルート確保。ラクテック500mLを全開で投与開始。 A医師により除細動200J×1回実施。 モニター上HR30台で洞調律、血圧58/32、SpO$_2$98%。	看護師 石井

家族への対応

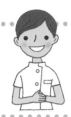

家族は、何が起こったのかよくわからず、不安を抱えながら医療者の説明を待っています。そんな気持ちに配慮しながら、なるべく早く、正確な情報を伝えられるようにしましょう。

迅速に

患者さんが急変したら、処置開始と同時に、すぐに家族に連絡しましょう。急変対応で患者さんのそばを離れることができないときは、ほかの看護師に依頼します。

家族は一刻も早く患者の状態を知りたいものです。来院するのに時間がかかる場合もありますし、後回しにしてしまいがちですが、急変に結びつくエピソードを知っている可能性もあるため、早めに連絡をとっておく必要があります。

正確に

急変対応時には、はっきりとはわからないことが多いものです。客観的な情報のみを伝え、それ以外の現時点ではっきりしていないこと（急変した原因など）については、「いまははっきりとはわかりかねます」と伝え、その場で不正確な情報を伝えないようにし、来院時に医師から正確な情報を伝えてもらうようにしましょう。

気持ちへの配慮

急変時は、医療者も緊張や動揺を感じています。家族も、急変の連絡により、動揺し感情的になることもあるでしょう。電話で伝える際には、以下に留意しましょう。

▼家族連絡時の留意点

> ・口調や声のトーンに注意する。
> ・十分に気をつけて来院するようお伝えする（慌てて事故を起こさないよう）。
> ・来院されたら、いま行っていることを説明し、どのくらい待ってもらいたいかお伝えする。
> ・できるだけ早く医師が説明できるように配慮する。

外回りの看護師ができること

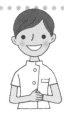

急変時の対応は、その日勤務しているチーム全員の協力が必要となります。受け持ちではなかった場合にも、できることはあります。リーダーや担当看護師とコミュニケーションをとりながら、自分にできることを積極的に行いましょう。

心肺蘇生時に手伝えること

急変患者と処置中の医師に対して直接介助している看護師を、間接介助や環境整備などを通して手助けすることができます。

▼外回り看護師ができることの例

・救急カートに付属している「背板」を患者の背中の下に挿入する
・AED装着の補助
・エアマットの場合、エア抜き
・胸骨圧迫の交代要員
・気管挿管の準備
　ーベッドの高さを上げる
　ーずらして頭側にスペースを作る
　ー頭側の柵を外す
・指示された物品の準備

急変患者担当看護師の受け持ち患者のラウンド

急変患者担当看護師が受け持っているほかの患者さんについて必要な観察や処置を代行します。全体を把握しているリーダー看護師の手が空いている場合は、リーダーが引き継ぎから他メンバーへの患者・処置の振り分けまでを行うとよいでしょう。受け持ち看護師が代わる場合には、その担当患者さんの看護を責任を持って行う必要があります。また、急に担当が変更になったことで患者さんを不安にさせないよう、配慮しましょう。

▼他の看護師の担当患者の看護を代行する場合の注意点

・担当看護師の手が空く瞬間を待って、各患者の急ぎの処置や観察を引き継ぐ。
（担当看護師が情報を記載したワークシートを見ながら、口頭で確認してもよい）
・各患者さんには、担当看護師が手を離せない状況にあること、自分が代行することを伝える。
・担当看護師が落ち着いたら、各患者の状況を報告する。

緊急手術の場合：関係部署への連絡、書類や物品の準備

緊急に手術が必要となる場合や、各種検査が必要となる場合があります。手術室への出棟準備は担当以外の看護師でも行えます。病院によっても準備方法は異なりますが、一般的には以下のような準備をします。

▼緊急手術時の準備

・手術室に持参する物品の準備（カルテやT字帯、オムツなど）。
・手術記録の準備（事前に病棟で記載する部分を埋めておく）。
・家族への説明、同意書の準備。
　※病院によって取り決めが異なるが、通常の手術時に準じて準備すること。

急変の前兆を知っておく

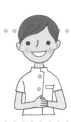 急変や心停止の多くは、6〜8時間前になんらかの徴候やバイタルサインの異常が見られることがわかっています。そのような前兆を知り、早期に対処することで、患者さんの急変を未然に防げる可能性があります。

➕ バイタルサインで見られる徴候

　患者の様子がいつもと違って「何かおかしい」と気づくことが、実は急変の前兆をつかむ大切な要素でもあります。多くの場合、急変の前兆としてバイタルサインにもなんらかの変化が見られます。それらの徴候をつかむためのスコアリングシステムが開発されており、すでに使用している病院もあります。

●早期警戒スコアリングシステム(Early Warning Scoring System：EWSS)

　EWSSの代表的なものとして、ここでは NEWS(National Early Warning Score：早期警告スコア)を紹介します。NEWSは、イギリスで発祥した、複数のバイタルサインの評価項目を点数化して重症度を分類するものです。客観的データのみで評価されるため、看護師の力量に左右されることなく一定の評価ができることがメリットといえます。

▼NEWSスコアリングシート

スコア	3	2	1	0	1	2	3
呼吸	<8		9〜11	12〜20		21〜24	>25
SpO$_2$	<91	92〜93	94〜95	>96			
酸素投与		あり		なし			
体温	<35.0		35.1〜36.0	36.1〜38.0	38.1〜39.0	>39.1	
血圧	<90	91〜100	101〜110	111〜219			>220
脈拍	<40		41〜50	51〜90	91〜110	111〜130	>131
意識状態				A			V,P,U

A：覚醒　V：声かけに反応　P：刺激で反応　U：反応なし

▼NEWSのスコアに応じたバイタルサインのモニタリング頻度・対応方法

全項目スコアの合計	モニタリング頻度	対応
0	最低12時間ごと	経過観察。
1〜4	最低4〜6時間ごと	リーダーに報告・相談。観察強化の指示。
5〜6（もしくは1項目でも3点以上がある場合）	最低1時間ごと	急変対応チームの要請。急変しうる病態かどうかを判断。HCUへの移動。
7点以上	持続的モニタリング	熟練した急変対応チームを即座に呼ぶ。緊急性の評価を行う。ICUなどの高度ユニットへ。

バイタルサイン以外の徴候

バイタルサイン以外にも、以下のような状態には注意が必要です。

▼系統別に見た急変徴候

全般事項	患者に対して何か変だと感じる（懸念事項）。
呼吸器系	新たな呼吸苦の出現、気道内出血、もしくは気道内出血に伴う誤嚥。
循環器系	新たな胸痛、ニトログリセリンに反応しない胸痛、もしくは医師の指示を仰げない胸痛、新たな異常な脈。
尿路系	新たに発生した尿量50mL/4hr以下。
神経系	急激な意識消失、新たな意識状態の変化、歩行障害、意識障害に伴う急激な転倒、新たな脳卒中、痙攣（けいれん）、新たな顔面や四肢の麻痺。
その他	チアノーゼなど皮膚色の急激な変化、10分以上の異常な興奮、自殺企図、制御不能な出血、麻薬拮抗薬に反応しない意識障害、HCU内における新たな外傷、制御不能な疼痛、制御不能な30分以上にわたる悪心・嘔吐。

RRS＊／RRT＊

　急変や心停止に至る前に徴候を発見し、介入することで、患者の予後を改善することを目的につくられたシステムでありチームです。患者のベッドサイド（または必要とされるあらゆる場所）に出向く集中治療専門のチームとされています。

　病院によって、RRTの出動基準には取り決めがあり、EWSSなどを使用して、病棟スタッフから出動要請をしている病院が多く見られます。

　病棟スタッフが不確実な状態で出動要請できるように、要請したスタッフに批判的なフィードバックはしないことを前提に活動しているので、「何かおかしい」と思ったその感性を見過ごさずに援助を求めましょう。

＊ RRS　Rapid Response Systemの略。
＊ RRT　Rapid Response Teamの略。

chapter 12

看護師が行う記録

記録のコツを学びましょう。
慣れてくれば要点を押さえて短く書けるようになります。

看護師が行う様々な記録

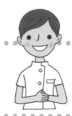

看護記録、インシデント報告、処置記録など様々な記録があります。この本では特に、看護記録の中の日々の記録について述べます。

看護記録とそれ以外って?

看護師が書く記録はたくさんありますが、看護記録に含まれるものとそうでないものがあります。様々な分け方がありますが、今回は次のように分けてみました。

❶看護記録
患者さんの基本情報(アナムネーゼ)や問題リスト、日々の記録、サマリーなどが含まれます。医師や同僚、ときには患者さんが閲覧します。

❷それ以外
電子カルテが導入されていない施設では、処置伝票を書くことがあります。また、看護師が実際に患者さんを危険な目に遭わせてしまったり、そうなりかけたときにはインシデント報告(ヒヤリハット報告)を書きます。

あなたの施設ではどんな記録がありますか?

ベテランナース

看護記録の意味と原則

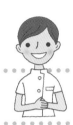

よい記録を書く第一歩は、看護記録の使い道(用途)を理解することです。

看護記録の意味から、よい記録の書き方を考える

記録の書き方についてこだわらずに、新人のうちはまず用途と原則を押さえましょう。

● 看護記録の用途

❶ 同僚の医師・看護師に、患者さんの様子を伝える

もし患者さんのその日の記録がなかったら、場あたり的に毎日をやりすごさなければなりません。記録があることで、継続性のある医療・看護を実施することができます。

❷ あとで見直して、学びの材料になる

書きとめておくことで、振り返りや研究の素材として用いることができます。そこで得られた知識は、他の患者さんの看護にも生かすことができるかもしれません。

❸ 患者さんに、考えたこと・実施したことを説明する

記録は患者さんのものでもあります。患者さんには看護記録を閲覧する権利があります。患者さんや、そのご家族が読んだときに失礼がないように書きましょう。

また、実施したことは必ず記録しましょう。「書いていないことはやっていないことと同じ」という人がいるくらい、記録は大切です。

万一訴えられたときには、記録が証拠になることもあります。一方で、看護師が一生懸命書いた記録が患者さんやご家族にとって癒やしになることもあります。

● 看護記録の書き方の原則

看護記録は下記の原則をできるだけ守って書きましょう。そうすることで、左段で述べたような目的が達成しやすくなります。

- 事実と考えを分けて書くこと
- 一文が短くなるようにすること
- 自分の行為と他人の行為を分けて書くこと
- できるだけ略語よりも正式名称*を書くこと
- 署名すること

＊**正式名称** 例えば「QQ」ではなく「救命救急」と書く。

●看護記録の種類

　看護記録には、以下のようにたくさんの種類があります。多くの施設では、施設の特徴に合った記録方法をいくつか組み合わせて使っていることでしょう。

・継時記録（時系列記録：フローシート）
　バイタルサインや出来事を時間に沿って整理する方法です。状態が短時間で変わっていく患者さんに向いています。

・問題志向システム
（problem oriented system：POS）
　特定の看護問題に沿ってデータを整理します。

・フォーカスチャーティング
　患者さんに関する出来事に沿ってデータを整理します。

・クリニカルパス
　あらかじめ想定される治療・ケアが、チェックボックスと自由記載からなるシートにまとまっています。

自分の考えと事実を区別するヒント「空・雨・傘」

　自分の考えと事実を区別するには、ちょっとしたコツがいります。

　難しいなぁと思う人のために、ビジネスの世界で知られている「空・雨・傘」という言葉を紹介しましょう。

　あなたは出かける前、窓をのぞいて「空が暗い。雨が降るかもしれない。傘を持っていこう」と考えたりすることがあるでしょう。この場合、あなたの考えと事実は、次のように区別されます。

・空が暗い（事実）
・雨が降るかもしれない：あなたの考え（解釈）
・傘を持っていこう：あなたの考え（計画）

　では、次のような文章を、空・雨・傘に分けてみましょう。

　例題）熱が高そうなので、冷罨法（れいあんぽう）が必要だと思う。

　…わかりましたか？　答えは次のとおりです。

「熱が高そうだ」………雨（解釈）
「冷罨法が必要だ」……傘（計画）

　この文章には「空（事実）」の部分がないのですね。

　あなたの書こうとしていること、言おうとしていることが、空・雨・傘のどれに当てはまるか考えてみると、少し記録が楽になるかもしれません。

問題志向システム（POS）とは

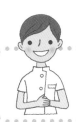

> 問題志向システムでは、看護問題に関する患者さんのデータや、看護師の判断を書きます。

✚ POS：問題を見つけ、対処するための看護記録

POSの開発経緯から、書き方の要点を学びましょう。

❶ POS開発の経緯

POSは医学教育や医師の診療を記録するために開発された記録様式です。

看護師の地位を高めようとする時代の流れの中で、医師の記録方法が取り入れられました。

医師の主な役割は診断と治療です。診断したあとは、診断に沿って症状を記録します。

そのため、看護に医師の記録方法を持ち込んだとき、「問題に沿って記述する」という基本姿勢が一緒に看護に取り入れられました。

❷ POSの要点

POSでは、実施内容を「問題」に沿って表現していきます。ですから、問題をどう名づけるかがとても大切です。多くの病院では、看護診断を取り入れていることでしょう。

その場合は、看護診断（問題点）に沿ったデータを集めて、記録していきます。記録の際、自分の頭にある情報を4つに分け直します。4つとは、主観的データ、客観的データ、アセスメント、プランのことですね。

新たな問題が出てきたら、その問題に看護診断に沿った名前をつけて、問題リストに加えます。

事実

S：主観的データ
　患者さんが話したこと

O：客観的データ
　医療従事者が観察したこと

自分の考え

A：アセスメント
　医療従事者が考えたこと

P：プラン
　看護師がこれから実施すること

記録では…

• 付箋で自分の考えと出来事を整理しよう
• 下書きをしよう
• 慣れるまでは先輩にアドバイスをもらおう

Nurse
Note

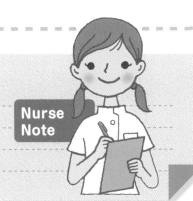

POSの書き方

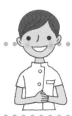

最初から一発で書き上げられる人はいません。
考え方のコツをつかんで、少しずつ慣れていきましょう。

 ## POSに慣れるまでは付箋を使ってみよう

　書き直しや打ち直しを繰り返すよりも、まずは下書きをして自分の考えを整理することが大切です。

●書き方のコツ

❶付箋に思いつくままに書き出す

　自分の見聞きしたことや考えたことを付箋に書き出します。1つの考え・1つの出来事は、一つひとつ分けて書きます。できるだけ短い文を書くことがポイントです。

❷SOAPを振り分ける

　それぞれの付箋にSOAPを割り振ります。どちらにも当てはまるものは、2つの要素が含まれています。別々になるように書き直して、SOAPのどれかが一つひとつに割り当てられるようにしましょう。

❸SOAPごとにまとめる

❹SOAPごとに問題に沿った内容を選ぶ

❺SOAPの中で並べ替える

❻正式な記録として記入する

❼問題に沿っていない内容があれば先輩に相談する

●実践の順序と記録の順序の違い

　実践の順序をそのまま記録すると、要点がわかりにくくなることがあります。SOAPを整理してから書きましょう。

❶実践の順序

[気づき]「あれ？　これって問題かも？」
　　　　↓
[データ収集]「どれどれデータは？」
　　　　↓
[アセスメント]「データからこのことがわかる」
　　　　↓
[プラン]「じゃあこうしよう」

これをそのまま記録にすると、ばこんな感じです。

> **15:00** 定時のラウンドにうかがったところ、患者さんが床に座り込んでいる。看護師が「落ちましたか？」「転びましたか？」と問うと、「いや、大丈夫だから、ほんとに大丈夫だから」と言うばかりで、転倒・転落があったのかどうか判然としない。また、手足や頭部の外傷がないか確認しようとしたが、「大丈夫だから」と繰り返して、確認に同意しない。**15:10** バイタルサイン測定し、BP136/84、PR82、SpO_2 96%（ルームエア）。念のため医師に報告し、経過観察の指示を受けた。患者本人に対してナースコールについて再度説明し了承を得た。その後もナースコールを押す気配なく、自分でトイレまで歩行している。ふらつく様子なし。

❷記録の順序

[データ収集]「どれどれデータは？」

⬇

[アセスメント]「データからこのことがわかる」

⬇

[プラン]「じゃあこうしよう」

POS方式で書いてみると？　例えばこんな感じです。

問題：転倒転落のリスク

S)「大丈夫だから、ほんとに大丈夫だから」

O) 15:00、看護師が部屋を訪れた際、床に座り込んでいた。看護師が「落ちましたか？」「転びましたか？」と問うと、上記発言を繰り返す。手足や頭部の外傷の有無を確認しようとしたが同意を得られなかった。BP136/84、PR 82、SpO₂ 96%（ルームエア）。念のため医師に報告し、経過観察の指示を受けた。患者本人に対してナースコールについて再度説明し了承を得た。その後もナースコールを押す気配なく、自分でトイレまで歩行している。ふらつく様子なし。

A) 転倒・転落があったのかどうか判然としない。転倒転落のリスク状態続く。

P) 継続。

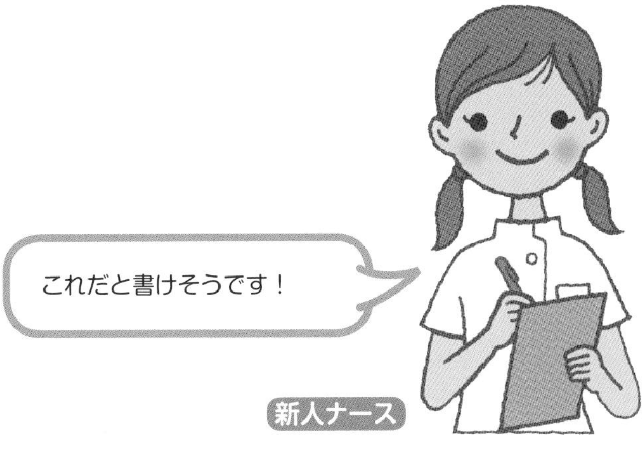

（左側縦書き）データ収集　アセスメント　プラン

これだと書けそうです！

新人ナース

フォーカスチャーティング

　POSとは異なる記録方式として、近年、**フォーカスチャーティング**という方法が注目されています。

　フォーカスチャーティングは、「看護師の実施したことがPOSでうまく表現できないことがある」という現場の感覚から生まれました。

　POSが普及する前、看護師は叙述記録といって、起きた出来事の中から、重要だと思うことを時系列に沿って書いていました。叙述記録では、「問題」以外にも、患者の身に起こったことや発言内容を自由に書き記すことができました。これに対して、POSでは、問題として取り上げるかどうか迷うようなことや、患者さんの生活の様子が表現しにくいことがあります。

　フォーカスチャーティングは、叙述記録のよい点を活かしつつ、より整理しやすい形式にしたものです。その最大の特徴は、記録に小見出しをつけることです。小見出しはフォーカス（F：焦点）と呼びます。入院からの小見出しを追うと、患者さんが経験したことがわかります。

　主観的データと客観的データはそれぞれD（データ）として整理します。実施したことをA（アクション）、それに対する患者の反応をR（レスポンス）として記載します。

　例えばp.140の事例は次のように記載されることがあります。

15:00

F）転倒または転落の可能性。

D）ラウンド時、床に座り込んでいる。問うと「大丈夫だから」と繰り返し、転倒・転落の事実確認困難。手足や頭部の外傷がないか確認しても「大丈夫だから」と繰り返す。 BP136/84、PR 82、SpO$_2$ 96%。疼痛の訴えなし。意識レベル変化なし。

A）念のため医師に報告し、経過観察の指示を受けた。また、患者本人に対してナースコールについて再度説明し了承を得た。

R）その後もナースコールを押す気配なく、自分でトイレまで歩行している。ふらつく様子なし。

　フォーカスチャーティングは、目的に沿って正しく普及するよう、書くにあたっては様々な決まりごとがあります。先輩の指導を受けるのはもちろんのこと、成書でよく学習しましょう。

＊記載例の作成にあたり、山形大学・松浪容子先生にご協力いただきました。

業務上知っておくべき
人間の性質

あなた自身も人間です。
自分のことをよく知って、
業務に活かしましょう。

人間の特徴を理解する意味

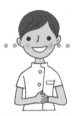

人間は誰でも、非合理的で矛盾した部分を持っています。そのことを理解しておくと、病棟の業務の中でどうしたらいいか、判断しやすくなります。

人間は厳しい環境に適応したいきもの

人間は、歴史が記録され始める前の長い期間、飢えに苦しみながら、猛獣に追われて生き延びてきました。人間の特徴の多くは、厳しい環境に適応するために生み出されてきたのです。以下がその例です。

・忘れっぽさ
・直感と合理的判断の使い分け
・役に立ちたい気持ち
・嫌われたくない気持ち

このような性質はたいていの場合、社会生活を営むために役立ちます。一方、病棟では、これらの性質がかえって相手をいら立たせたり、業務を妨げたりすることがあります。

このchapterでは、人間の特性がかえって業務の妨げとなる場合を想定し、看護師としてどのような対処が望ましいかを考えていきます。

個人によって、傾向には差がありますが、人間には共通の性質があります。これをよく理解して業務に臨みましょう。

ベテランナース

人間の基本的性質

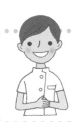

看護業務の中では、人間の限界が露呈してくることがあります。それは決して恥ずかしいことではありませんが、そういった限界があることを意識して、できるだけ補うように努めましょう。

人間の持つ様々な限界を知る・補う

業務できちんとこなしているように見える先輩たちも、常に自分の人間としての限界と戦っています。以下の5項目をまず知っておきましょう。

● **人間は忘れっぽい**

忘れっぽい、ということは「過ぎたことをクヨクヨ考えない」という、前向きな人間の性質を支えています。また、忘れっぽさは、重要なことに意識を集中するために役立ちます。

一方、病棟業務では、この「忘れっぽさ」が常に看護師を悩ませています。

看護業務の中で患者さんのケアや要望を忘れないためには、メモするだけでなく、患者さんにも覚えていてもらうようにしましょう。

忘れっぱい人間ができるだけ業務を覚えておくためにできるのは、次のようなことです。

・メモをとる
・患者さんにもリマインドしてもらう
・アラーム（タイマー）をかける
・忙しい状況で新たな依頼を受けない
　（丁寧に断る）

● **人間は直感と合理的判断を使い分けている**

人間は直感モードと合理的判断モードを使い分けていることがわかっています。また、ふだんはほとんどの場面で直感的に判断していることも知られています。

しかし、直感だけで動くと間違いが起こることもあります。

日常生活での間違いの多くは、取り返しがきく場合も多いものです。病棟では、それが難しいこともあります。

間違えてはならない場面では、ふだんとは違うモードに切り替えることが大切です。業務の中で「合理的判断モード」に入るには、その都度、声に出すのが効果的です。

次のようなことを試してみてください。

・調剤の際、「いまから大切な薬を扱う」と声に出して言う
・「これでいいかな、に要注意」と書いた紙を見えるところに貼っておく

● 人間は自由を好む

看護師は医師の指示だけでなく、患者や先輩看護師からも「こうしてほしい、ああしなさい、それはだめ」と繰り返し依頼や指示、アドバイスを受けます。

もちろん大変ありがたいことなのですが、慣れないうちは、それがつらいなぁと感じることもあるでしょう。また、あまり強い言い方をされると、反発する気持ちが起こることもあるでしょう。

あなたが先輩になったときは、この点に十分注意して、相手が決める余地を残すことが大切です。

また、自由を求める気持ちは、先輩も患者さんも同じだ、ということを知っておきましょう。

自由を求める気持ちが特に強い人は、次のようなことを心がけてみてください。

> ・自由を求める自分を受け入れながら、それとは区別して、上級者のアドバイスを受け入れる
> ・患者さんに安全性を指導する際や、先輩に指導を頼む際、「（自由人なのだから）何をするかは最終的には相手が決めていい」という前提を意識する

● 人間は大切にされたい

みなさんは、大切な人とどのように接していますか？ 相手は、自分がその人を大切にしていることをどのようにして知るのでしょうか。多くの場合、人間は連絡をとり合うことによって「相手が大切な人だ」ということを示し合います。LINEや電話、年賀状などがその例です。

報告、連絡、相談（→chapter14）は、業務上重要である、というだけでなく、チームを大切に思っていることを示す行為でもあります。

何の問題もなく仕事ができていても、「報告がなかったこと」を取り上げて問題にする人がいるのはそのためです。

相手を大切にしている、ということがうまく伝わるよう、うまくいっているときも、こまめに連絡を入れましょう。

特に、お礼は折に触れて伝えましょう。

> ・こまめな報告で、相手を大切に思っていることを示す

● 人間は嫌われたくない・好かれたい

群れから離れてしまうと生きられなかった時代には、このような性質がとても重要な役割を果たしていたと考えられます。

しかし、少なくとも現代では、「好かれたい」という傾向が強い人に仕事が集中してしまったり、いじめの対象になってしまったりすることがあります。なんでも引き受ける、いつでも笑顔でいるということが行きすぎると、都合のいい人だと思われてしまうかもしれません。

できない仕事を引き受けてしまう人、いつも他人の顔色が気になってびくびくしている人は、注意が必要です。

> ・よく考えてお返事します、と答える癖をつける
> ・人は人、と思うようにする

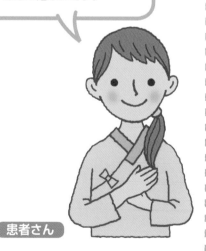

看護師さんは忙しそう。嫌われたくないから、つい遠慮してしまう。たまに短い時間でも関わりがあると嬉しいです。

患者さん

chapter 14

報告、連絡、相談

ホウレンソウが大事！　ってよくいわれますね。
具体的に何をどう伝えたらいいかを考えていきましょう。

報告、連絡、相談とは

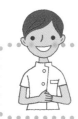

報告、連絡、相談（略してホウレンソウ）は、職場のコミュニケーションの類型です。

➕ 報告・連絡・相談

報告・連絡・相談は、上級者と仕事上のかかわりを持ちましょう、という意味の標語です（明確な定義はありません）。こまめに関わりをもつことで、誤りに気づいたり、サポートし合ったりすることができるのです。

●報告
現状と今後の見通しを先輩に知らせます。報告することで、先輩はあなたがどこまでできていて、どこにサポートが必要かを考えます。

●連絡
電話や伝言などで、先輩や同期が知っておくべきことを知らせます。先輩や同期は、これを受けて自分がすべきことを考えます。

●相談
自分がこれから実施すること、対処することに自信が持てないときや、何か困っていることがあるときは、先輩にそのことを伝え、何ができるか、誰と実施するかを話し合います。先輩は相談を受けてアドバイスや援助を検討します。

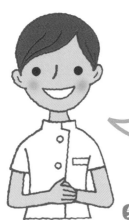

先輩の手を上手に借りられることが、一人前の条件。「自分1人でもがんばればできる」はトラブルのもとだと心得ましょう。

先輩ナース

報告

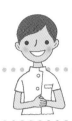

先輩たちはどんな内容を報告しているか、見てみましょう。

報告のお作法を知っておこう

　こまめに報告しよう、と思っていてもなかなかタイミングが読めないことがあるでしょう。以下も、あくまで目安として活用してください。

　タイミングがつかめないうちは、定期的に報告することを心がけましょう。定期的な報告の内容例を下の表に示します。後輩が業務の区切りごとに報告することで、先輩もどんな支援をしていったらいいか考えられるのです。お互いに安心ですね。
　ペアで動いているときにも、自分がしたこと、これからすることを伝えるようにしましょう。

▼報告のタイミングと内容の例

勤務のはじめに	・業務の進め方の計画
勤務の中で	・実施した内容とこれからやること（午前・午後） ・患者さんの状態 　・定時のバイタルサインに変化はあったかどうか 　・ドクターコールの指示に該当するとき（➡chapter11「急変時の対応」参照） 　・転倒や無投薬などのインシデントが起きたとき ・患者さんの質問と応答の内容
勤務のあとで	・今日初めて実施した処置 ・次回の勤務で挑戦したいこと

●報告の仕方

「これまでにしたこと」、「これからしようと思うこと」を分けて話すとスムーズです。

いますぐ報告、ということになると、慌ててしまって必要なコトが言えない場合があります。

報告が苦手な人は、報告する前に1分くらい見直しの時間をとるといいでしょう。

その時間を使って、「自分がいままで何をして、これから何をしようと考えているか」を整理し直すと、気持ちに余裕を持つことができるかもしれません。

なお、患者さんの急変時の報告については、p.127のSBARを参考にしてください。

先輩ナース

例えば、こんな伝え方がありますね。「103号室の山田さんを透析室にお連れしました。11時にお迎え予定です。これから、ほかの患者さんのバイタルサイン測定と10時の点滴の更新をします」

うまくいっているときも、実施したことと、これからすることを報告しましょう。
先輩たちも安心してあなたのフォローができます。

ベテランナース

連絡

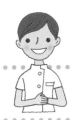

先輩たちはどんな内容を連絡しているか、見てみましょう。

連絡のお作法を知っておこう

あとで連絡しようと思って忘れてしまったり、誤った情報が伝わってしまったり……といったエラーがつきものです。正確に情報を伝えるコツを学びましょう。

▼連絡のタイミングと内容の例

勤務のはじめに	・自分の連絡先 ・今日の受け持ち患者
勤務の中で	・医師の指示内容の設定・変更 ・カンファレンスの時間の設定・変更 ・患者さんの検査や手術の開始時間の設定・変更 ・患者さんのインフォームドコンセントの時間の設定・変更 ・患者さんやご家族からの伝言
勤務のあとで	・病棟集会の日時の設定・変更

　伝え忘れを防ぐには、できるだけすぐに連絡することが大切です。処置の最中など、忘れやすい状況で伝言を頼まれた場合は、「いまだと忘れてしまいそうなので、もう一度、あとで言っていただけますか？」と正直に言うことも大切です。

●連絡の仕方

❶今日の業務に関わる内容

できるだけすぐに伝えましょう。

相手がすぐに捕まらない場合には、リーダーや上級者に伝えて、万が一伝え忘れたときに備えます。

❷今日の業務に直接関係しない内容

病棟会の日程など、あとで伝えても患者さんに影響がないものは、連絡ノートや付箋に書いて伝えてもいいでしょう。

ただし、この場合でも、できるだけ早く伝えるにこしたことはありません。

●連絡のよくあるトラブル

❶人違い

患者さんには同姓の人が珍しくありません。必ずフルネームを伝えるようにします。

❷誤解

連絡内容の誤解はよくあることです。復唱してもらうこと、「いつ連絡を受けたか」「誰にいつ、どう伝えたか」をメモしておくことが大切です。

❸実施忘れ

連絡を受けた人が忘れてしまうことは珍しくありません。

伝言の内容が実施されたかどうか、あとで相手に確認するようにしましょう。

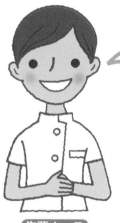

先輩ナース

あなたが連絡を受けた場合には、内容を復唱しましょう。そうすることで、内容をあなたが正しく受け取れたかどうか、相手が確認することができます。

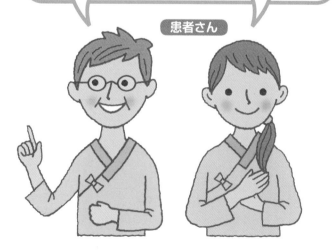

患者さん

私たちもチームの一員です。こまめに教えてくれれば、協力できることがあるかも。

相談

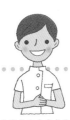

いつごろ相談するかを、ある程度共有しておくのがポイントです。

思いきって相談しよう!

相談はチームの一員であることの証です。

わからないことや確信できないことは、その都度先輩に伝えて判断を仰ぎましょう。知らないことが多いこと、尋ねてばかりいることを恥ずかしがる必要はありません。相談したほうがいいかな、という考えが少しでも頭にあるなら、相談してみましょう。

とはいえ、短時間に何度も何度も相談すると、先輩によってはペースを乱されると感じる人もいます。朝の時点で相談が必要になりそうな場面を考え、先輩と共有しておくとよいでしょう。

▼相談のタイミングと内容の例

勤務のはじめに	・1人でできない業務をいつごろ誰と実施するか ・相談にのってもらいやすい時間はいつごろか ・休憩に入るとき、誰に引き継いだらいいか ・ダブルチェックが必要な業務はどれか
勤務の中で	・1人でできない業務をいつごろ誰と実施するか ・医師の指示をどう解釈したらいいか ・担当患者の様子がおかしいが、どうしたらいいか ・患者さんや家族からの質問にどう答えたらいいか
勤務のあとで	・次はどのような業務に挑戦したらよいか ・振り返りをいつごろしてもらえるか

● **相談の仕方**

　相談は報告や、連絡よりもやや長い時間が必要です。

　先輩に、いつ相談に乗ってもらえるか尋ねましょう。相談の際には、次のような情報をあらかじめ整理しておきましょう。

> 患者さんの部屋
>
> 患者さんの疾患（または処置）
>
> 患者さんの名前
>
> 相談したい内容
>
> 緊急か、待てるか
>
> （相談自体にどのくらい時間が必要か）

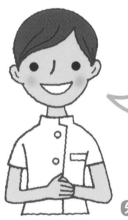

相談することによって、明日は今日よりもできることが増えると考えましょう。
いまはだめ、というときは「いつでしたらよろしいですか？」と尋ねましょう。

先輩ナース

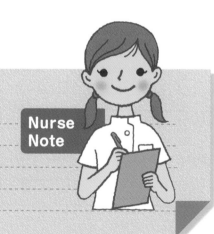

報告・連絡・相談では…

- いま、話していいか確かめよう。
- 自分が話したい患者さんの、部屋番号、疾患、フルネームを伝えてから始めよう。
- 終わったら、感謝の気持ちを伝えよう。

Nurse Note

報告・連絡・相談の
トラブルシューティング

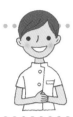

報告・連絡・相談をスムーズにしましょうといっても、最初は気後れしてしまう人や、強気に出てあとで後悔する人も珍しくありません。対処方法を学びましょう。

報告・連絡・相談が難しい理由と、その対処を考えよう

報告・連絡・相談の大事さは、誰でもわかっていることでしょう。ここでは、報告・連絡・相談ができない・難しいと感じる場面を想定し、解決のヒントを挙げてみました。

● みんな忙しそうで、
助けてほしいと思っても言えません

次のような気持ちが、相談の妨げになることがあります。

> 「一人前の看護師ならば1人で業務を回せなければ」
> 「もう少し工夫すれば1人でできそうな気がする」
> 「忙しい先輩に声をかけると不機嫌になるかも」
> 「先輩に苦労をかけてはいけない」

そんなふうに思う気持ちはごく自然です。同時に、無理は禁物、エラーのもとだ、ということも、あなたにはちゃんとわかっていることでしょう。

自分の気持ちを受け止めつつ、手遅れにならないうちに助けを求めましょう。早めに知らせることで、相手も対処を考える時間が持てます。

・助けてほしいときの上手な伝え方

忙しそうな先輩たちに助けを求めるのは、誰でも気後れするものです。まずは状況を伝えて、先輩が優先順位を判断できるようにしましょう。

❶ 急に具合が悪くなった患者さんを見つけた
そんなときは、その場を離れずにナースコールを押します。誰も来なければ、大声で人を呼びましょう。
「○○号室に来てください！」

❷ 移乗や清潔保持・排泄の介助などを手伝ってほしい
できれば、事前に相談しておきましょう。とはいえ、急に手が必要になることもありますね。
「○○さんを車いすからベッドに移したいのですが、手伝っていただけませんか？」

❸患者さんからの質問に答えてほしい

患者さんからの質問にすぐに答えられないとき、患者さんには「ご質問を預からせていただきます」と言ってその場を離れましょう。

念のため、リーダーや指導者に質問の内容を伝えて、指示を仰ぎましょう。

「○○号室の○○さんから質問がありました。○○について聞きたいそうです。私から××と答えていいでしょうか？」

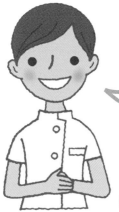

いまは思いきって助けてもらいましょう。そして来年はあなたが、後輩を助けてあげましょう。
助けを求めるときは、「いまお話ししてもいいですか？」と最初に尋ねるのがマナーです。

先輩ナース

● 怖くてうまく話せません

怖い、という気持ち自体は問題ありません。

1年目から堂々としていられるほうが珍しい、くらいに思っておきましょう。

失敗に対する恐怖が強すぎると、かえってうまく話せなくなることがあります。うまく話すためには、うまく話そうとしすぎないことも大事です。

次のような考えを持っていませんか？

「職場では絶対に失敗してはならない」
「先輩にうまく話せなかったら、私は価値がない」
「先輩に認めてもらえなければ、私は看護師失格だ」

もしも、こういう気持ちがあるのならば、少し自分の考え方を柔軟にすることで、緊張がほぐれて話しやすくなることがあります。

考え方を変えるうまくいくかも。
「先輩と上手に話したいから練習する。だけどうまくいかないこともある。明日は少し上手にできたらいいな」

先輩ナース

●**相談で先輩を怒らせてしまいました**

できるだけスムーズにやりとりをするために、原因と対処方法を学びましょう。

❶相談が同じ内容の繰り返し

1回で覚えられることは少ないものですが、できるだけメモをとって復習しておきましょう。

❷ナナメ上から要約・相づち

「要するに○○ですね」「なるほど」「そうですよね」が口癖の人は、代わりの言葉を考えてみましょう。定番は「承知しました。ありがとうございます」

❸アドバイスに「でも」「だって」

「そうですか。承知しました。」「わかりました。やってみます」を口癖にしましょう。

どうしても、「でも」と言いたいときは、「あの、たいへん申し上げにくいのですが」に置き換えるのが正解。

❹話す・聞く態度

時間をとってもらったことに感謝を伝えたら、あとは淡々と話し、聴きましょう。慌てた態度やおびえた態度は、相手の感情を逆なですることがあります。

❺コトバ足らず

どの患者さんのことを話しているのかわからないと、十分な助言ができません。

「△△で入院している、○号室の××さんのことです」と相談の最初に言いましょう。

❻質問ではない質問に具体的に回答してしまう

相談の中で先輩から、例えば次のような質問を受けた場合、どう答えてもお互いのためにならないことがあります。

「どうやって責任をとるの？」

「ちゃんと考えたの？」

「おかしいと思わなかったの？」

先輩も人間ですから、思わずこのように詰問してしまうことがあるのだ、ということを知っておきましょう。

❼相談内容が稚拙

最初のうちは、何を聞くべきかもわからないのが新人というものです。が、臨床に出て数年経つと、新人の報告や相談は驚くほど稚拙に見えることがあります。これは仕方がないことですが、時が経つにつれて解消していきます。成長の速さには個人差があることも知っておきましょう。

❽先輩自身が常に不機嫌、業務とは別のところで不機嫌

これまでの項目をつぶさに検討したうえで、どれにも当てはまらなければ、時が経つのを待つしかないときもあります。

●先輩によってアドバイスが違います

先輩は、それぞれ自分の長年の経験から学んだことを教えてくれています。経験はそれぞれ違うので、アドバイスがときどき食い違うことがあるのです。それは違う！　と決めつけず、真摯に聴く姿勢が大事です。

まずは相談に乗ってくれた先輩に感謝を伝えましょう。

一番まずいのは、その場で「○○さんは△△と言っていました。どっちが本当ですか？」と直接尋ねることです。

相談されたほうは「知ってるならなぜ聞くの？」「相談しておきながら疑うのは失礼では？」と思ってしまいそうですね。

「食い違っていて、どうしたらいいかわからない」という場合は、あとで、より上級のスタッフ（看護師長・副看護師長・主任など）に伝えて判断を仰ぐようにしましょう。

●先輩の話が長くて相談が終わりません

先輩の気持ちを汲みながら、相手に状況を伝えましょう。話が長くなる要因は次のように複数あります。

> ・看護の知識や技を正確に伝えようとする（看護を言葉で説明するのは案外難しい）
> ・しゃべりながら考えている
> ・相手に伝わったかどうか不安

わかったので早く切り上げたい、と思っても、まずは先輩の話をさえぎらずに最後まで聞きましょう。

あまりにも長いときは、「承知しました。そのようにいたします。相談に乗ってくださってありがとうございました。行ってきます」と返します。

●ミスを先輩に伝えるのをためらってしまいます

看護師も人間です。ミスをしない人間はいません。

また、航空や原子力といった分野に比べて、医療はミスを防ぐ仕組みが乏しい分野であるといわれています。

先輩たちもみな、大なり小なりミスをしながら、ミスから学びながら成長してきました。

過度の責任感やおびえを持つことは、報告の遅れや対処の遅れにつながることがあります。人間の不完全さを理解して、少し緊張を和らげることが大切です。

次のようなおまじないをあらかじめ付箋に書いておくのもおすすめです。ミスをしたとき、すぐに付箋を見ることで、自分を取り戻すことができるかもしれません。

「私はミスをしないようにできるだけがんばる。でも、ミスをしてしまうこともある。そんな自分は残念だけれど、それも人間だ」

●先輩や患者さんに謝りたいけれど、どう伝えたらいいか悩みます

謝罪には関係を修復する意味があります。相手がある程度落ち着いて時間がとれそうなとき、こちらから先に謝りましょう。

一般的に謝罪は、次のような順で伝えます。

> 1. 謝りたい気持ちを伝える
> 2. 自分に非があることを認める
> 3. これからどうするか説明する
> 4. 相手を気遣う
> 5. 最後にもう一度謝る

たとえほかの誰かに責任の一端があるとしても、まず自分の非を認めるところが一番大切です。

また、「許してもらおう」という気持ちが強すぎると、誰かのせいにしたり、平謝りしたりして、謝罪の価値が下がってしまうことがあります。許すかどうかは相手に任せましょう。謝罪しても許してもらえないときには、そのことをつらく思う、あなた自身の人間らしい心を大切にしましょう。

● 謝罪の例

❶薬の投与をうっかり忘れてしまったとき：
　患者さんに対して

> 田中さん、お昼にお薬をお渡しできなかったことについてお詫びをさせてください。私に任された仕事だったのですが、私の力不足で時間どおりにきちんとお渡しすることができませんでした。
> これから先輩と相談して、確実にお渡しする方法を考えたいと思います。
> 今回のことでご心労をおかけしてしまいました。本当に申し訳ありませんでした。

❷言われたことをきちんと守れなかったとき：
　先輩や看護師長に対して

> 鈴木さん、点滴を投与するとき、手順を守れなかったことについてお詫びをさせてください。先日丁寧に教えてくださったのに、私は手順を守りませんでした。いま思うと、そのときは安全より時間のことを優先してしまったのだと思います。
> 一つひとつの手順をもう一度紙に書き出して、それらがなぜあるのかを改めて確認したうえで、これからは安全を優先できるようにします。
> 今回のことでは、せっかくご指導いただいたのに、がっかりさせてしまいました。
> 本当に申し訳ありませんでした。

❸思ってもいないことを言ってしまったとき：
　患者さんに対して

> 田中さん、昨日、私が申し上げたことについてお詫びをさせてください。
> いつも誰にでも思いやりをもって接したいと思っているのに、昨日はひどいことを言ってしまいました。
> なぜそんなことを言ってしまったのか、どうしたら防げるのか、自分でもわかりません。
> 田中さんを悲しい気持ちにさせてしまったと思います。本当に申し訳ありませんでした。

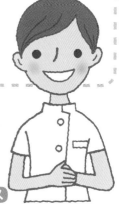

先輩たちもみな、周りに助けてもらっていまがあります。あなたも来年は後輩を助けてあげられるようになります。

先輩ナース

職場の人間関係をよくするコツ

　職場の人間関係は、仕事の継続に最も大きな影響があるといっても過言ではありません。もしあなたがいまの仕事を続けたいのに、人間関係で悩んでいる場合は、以下の2つを心がけてみましょう。すぐに効果があるとは言えませんが、数か月・数年の単位で効いてくるかもしれません。

1. 先輩をできるだけ助けようとする姿勢を見せる

　先輩が後輩を一方的に支援する状態が長く続くと、先輩のほうが支援疲れしてしまったり、新人がものを頼みにくくなったりすることがあります。

　上手に助けてもらうには、周りの出来事に関心を持ち、自分ができることがあれば率先して手伝うようにすることが大切です。

　例えば、次のようなことであれば、あなたにもできるかもしれません。

- ベッドを移動する
- 急変のとき救急カートを持っていく
- ほかの看護師の担当患者からのナースコール対応を替わる

　忙しそうだなと思ったら「お手伝いします」と声をかけましょう。たとえ、その場で断られたとしても、「手伝いたい気持ち」が伝わることが、人間関係を築くための第一歩となります。

　ある人の親切な行いが周りに伝わると、結果的にその人自身が親切にしてもらいやすくなることが知られています。

2. 過剰なギブアンドテイク感覚を和らげる

　「人間は助け合うべき……でも自分は役に立っていない」と思い込んでいませんか？　先輩が困っていたらできるだけ助けるといっても、いまはそれほどの大役をこなせないかもしれません。

　そういう気後れのために、「助けて！」が言えない人がたくさんいます。

　先輩から受けたご恩は、来年、あなたが後輩にやさしく接することによって報いましょう。

chapter 15

自己省察

· ·

今日の業務、今日の患者さんから学ぶことが大切です。
仕事の中で起こった自分の感情や考え方についても学びの対象としましょう。

1日を振り返ることの意味

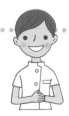

新人のうちは、様々な失敗がつきものです。そして、失敗と同じくらい、成功もしていることでしょう。今日の成功、今日の失敗から学ぶことを大切にしましょう。

✚ 成長とは、昨日よりもできることが1つ増えたこと

患者さんに対して、先輩に対して、もっと上手に関わるためには、新しい参考書を買うよりも大切なことがあります。

それは、今日1日で学んだことをきちんと整理して、明日は今日よりも上手にできるようにすることです。

1日を振り返ることは、反省と同じではありません。

まず、自分自身が「今日何ができたか」を認めることが大切です。そうすれば次のステップとして「明日はどうしたいか」がわかってきます。

職場の決まりによる評価だけでなく、日々の自分の業務を定期的に見直す癖をつけましょう。そうすることで、3か月後、半年後に自分自身を見直したとき、成長したという実感が得られます。

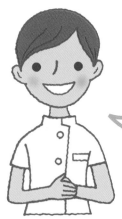

今日、できるようになったことはなんですか？
明日、できるようになりたいことはなんですか？
記録して見直すと、自信がつきます。

先輩ナース

振り返りの方法

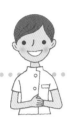

2〜3種類のメモ、ノートを使い分けましょう。

メモとノートの使い分け

振り返りにはいろいろなやり方があります。ここに挙げるのはあくまでも一例です。

業務中に持ち歩くメモを2冊、自宅(または職場)置きの振り返りノートを1冊持っておくと便利です。

持ち歩きメモ	勤務中に教わったことや、患者さんからの連絡事項などを、雑多に書きとめておく。
自分マニュアル	持ち歩きメモや病棟マニュアルのポイント、モノの場所などを業務別にまとめる。ポケットに入れておくと、自分だけのマニュアルになる。
振り返りノート	今日実施した業務に沿って、できたことや課題をまとめておく。明日の目標も簡単に書いておく。

自分マニュアル

1日の業務が終わってから、持ち歩きメモを整理して、注意点や手順、モノの場所などをまとめておくものです。必要に応じて、病棟マニュアル等の関連事項のポイントも記入しておきます。

業務別にインデックスを振っておくことで、業務中すぐに開くことができるようにしておきます。

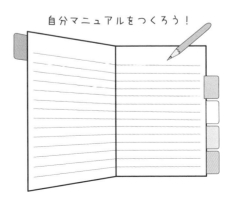
自分マニュアルをつくろう！

自分マニュアルには、病棟の物品マップを描いておきましょう。モノの場所が把握できていると、仕事がとてもスムーズに進みます。

すべてを覚えきろうとするのではなく、日々の仕事の中でマイマップをつくっておくようにしましょう。下図はマイマップの例です。

▼マイマップの例

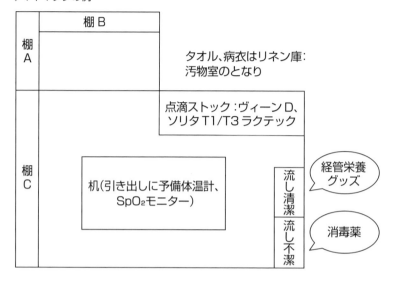

棚A：シリンジ、直針、翼状針、輸液セット、延長チューブ、キャップ、プラグ、三方活栓
棚B：ナートセット、バルーンカテーテルセット、ガーゼ、サージカルフィルム、
　　　サージカルテープ
棚C：マニュアル、本、病棟会記録、医療安全情報、当番表、インスリン

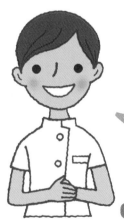

毎日、寝る前にまとめておくと翌日が楽になります。コツは、完璧を目指さないこと。

先輩ナース

振り返りの
トラブルシューティング

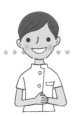

ひと言で振り返りましょうといわれても、様々な困難を感じる人がいるでしょう。ここでは、いくつかトラブルシューティングをしていきます。

振り返りに伴うトラブルと解決策

みなさんはスムーズに振り返りができていますか？　ここでは参考用として、トラブルの代表的な例と解決のヒントを書いてみました。

● **業務中にとるメモがぐちゃぐちゃ……**
どうしたらわかりやすくなりますか？

業務中にせっかくメモをとっても、見にくければエラーのもとになります。書き直しが多い人は、ワークシート(To-Doリスト)などに直接書き込むのは避けて、付箋を活用しましょう。

あとで振り返る際に記憶をたどることができるようにするためにも、メモはある程度読めるようにしておきたいものです。一回でわかりやすく書くことが難しい場合には、付箋を活用するとよいでしょう。並べ替えることもできるため、申し送りや記録のときにも便利です。

うっかりして落としたりしないように、強粘着タイプがおすすめです。

● **仕事が気になって**
休日なのに十分休めていない気がします

気分転換には、小さな成功体験を積むことと、軽い運動がおすすめです。

レポートや業務の振り返りは時間(15分など)を区切ることが大切です(それ以上はやらないと決める)。できた部分を書き出すだけでも気の持ちようが少し変わることがあります。また、ストレッチやジョギングなど、適度に体を動かしましょう。

一般的なストレス解消法(買い物やカラオケ、カフェインの摂取など)が、必ずしも「元気」につながるわけではありません。

そうしたストレス解消法がうまくいっている場合はそれでいいのですが、無理にストレスを解消しようとして、かえって疲れてしまうことがあります。神経質にストレス解消を追求すると、かえって休めないこともあります。ある程度のもやもやはあるものだと割り切ることも、ときには必要です。

また、趣味を通して小さな成功体験を積むことや、生活を整えることなどが、新人看護師の自己効力感に関連しているという研究結果＊1があります。

趣味がない人でも、自分の生活の中に小さな目標を立てて取り組むことで、自信を育むことにつながるかもしれません。

- -

● **先輩からの評価がとても厳しくて凹(へこ)みます。**

凹むことそのものは、必ずしも悪いことではありません。知識やスキルを向上させる原動力になる場合があるからです。

一方、凹みすぎるとやる気がしぼんでしまい、何もしたくなくなってしまうことがあるでしょう。そんなとき、次のような考えが浮かんでいませんか？

「患者さんや先輩に認められていない（非難された）から、自分は看護師失格だ」

そんなときは、次のようなおまじないで気持ちを和らげることも有効だといわれています。

「患者さんや先輩に認められたい。だけど、人間だから及ばないこともある。たとえまったく認められなくても、私の努力は私自身が知っている」

適切に凹んで、知識やスキルを向上させることが大切です。

● **気疲ればかりで**
だんだん仕事がいやになってきました

看護師は患者さんだけでなく、医師や同僚にも気配りをする仕事です。対人関係からくるモヤモヤを和らげる方法を知っておきましょう。

対人関係のストレスに対処する方法としては、大きく分けて次の3つがあります。

❶よい関係を築くことでストレスを減らす
相手のよいところを探す、自分から関わる、など
❷関係を悪化させて関わりを減らす
愚痴・悪口を言う、避ける、無視する、など
❸解決自体を先送りにする
気にしないようにする、「自分は自分、人は人」と思う、など

看護学生を対象にした研究では、このうちストレス軽減に最も関連があったのは❸であったという報告＊2があります。

- -

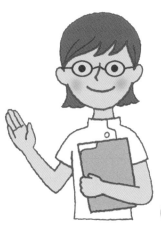

気疲れするのは、気遣いをしている証拠。
がんばっていますね。

ベテランナース

＊1 **平田明美** 2011 新卒看護師における自己効力感と職業経験の変化との関連性, 横浜看護学雑誌 4 (1) : 56-62
＊2 **加藤司** 2007 看護学生における対人ストレスコーピングがストレス反応に及ぼす影響, 東洋大学人間科学総合研究所紀要, 7:265-275.

●**大きな失敗をして立ち直れそうにありません**

失敗そのものが、立ち直れない原因でしょうか？　同じ失敗をしても、落ち込みの程度は人それぞれです。

適度に落ち込んで地道に解決策を考えられる人と、立ち直れないほど凹んでしまう人の違いはなんでしょうか。違いが生じる要因の1つは、自分に対する期待の高さかもしれません。

「失敗してしまった！　そういうこともあるのだなぁ」と思う人と、「失敗してしまった！　そんな自分はありえない」と思う人とでは、おのずと凹み方が違ってきます。

同じ環境にいれば、誰でも同じ失敗をした可能性があります。今回はたまたま、それがあなただったということです。

憂うつな気分があまりにも強く長く続くときは、精神科に相談しましょう。

●**患者さんからの要望を負担に感じる私は看護師失格ですか？**

患者さんの要望を、すんなり断れたのなら、あるいは受け流してしまえたなら、負担に感じることはないでしょう。患者さんの要望を負担に感じるのは、応えたいという気持ちがあるからです。

また、自分の気持ちを隠して対応しても、患者さんにはイライラが伝わってしまうものです。

患者さんの要望を負担に感じたときは、まず自分が要望に応えたいと思っているということを知っておきましょう。そのうえで、正直に、丁寧に、気持ちを伝えましょう。

▲「いまは無理なんです（イライラ）」
○「お応えしたいんですが、いまはできません」
　「他の看護師に言ってみますね。もし私たちが忘れているようでしたら、もう一度言ってもらえますか？」

●**患者さんが亡くなってショックでした**

患者さんが亡くなったとき、あるいは思わぬ急変に見舞われたとき、看護師なら「自分の責任だろうか」と悩むことがあります。ものごとには複数の要因があることを理解し、思い詰めすぎないことが大切です。

思い入れのある患者さんの死や急変に動揺するのは、あなたが人間である証拠です。年月を重ねれば慣れる、という人もいますが、ずっと消化しきれないまま年月を重ねる人もいます。学生時代、悲嘆の過程を習いましたね。

自分の気持ちを抑え込もうとすると、かえって悲嘆の過程を長引かせる可能性があります。「悲しい」「自分にがっかりした」「冷静にならなければ」と、様々な思いがよぎるとき、無理に抑え込まず、ありのままの気持ちを大切に感じることです。

すると、これからどうしていきたいかを考える助けになることがあります。

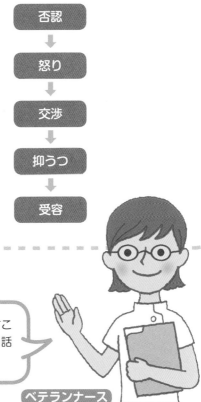

否認

↓

怒り

↓

交渉

↓

抑うつ

↓

受容

自分の気持ちに気づくためには、思いつくままをメモに書き出すことも役立ちます。話を聞いてもらうこともときには有用ですが、話す相手を間違えると逆に傷つくこともあります。よく見極めて！

ベテランナース

索引

引用・参考文献

【看護業務に関する資料】
・日本呼吸療法医学会 気管吸引ガイドライン改訂ワーキンググループ 2013 気管吸引ガイドライン（改訂第一版）（成人で
人工気道を有する患者のための）, https://minds.jcqhc.or.jp/n/med/4/med0162/G0000596/0001,
2020/02/07閲覧.
・松田優二 2014 無断離院防止の対応策に関する過去10年間の文献検討 無断離院防止の対応策におけるソフト面とハー
ド面に関する検討, 第21回日本精神科看護学術集会 専門I 16群59席.

【看護業務の安全性についての資料】
・日本医療機能評価機構 医療事故情報収集等事業 医療安全情報, http://www.med-safe.jp/contents/info/,
2020/02/07閲覧
・ジェームズ・リーズン著 2010, 組織事故とレジリエンス：人間は事故を起こすのか、危機を救うのか 日科技連出版社

【心理学についての資料】
・平田明美 2011 新卒看護師における自己効力感と職業経験の変化との関連性, 横浜看護学雑誌 4(1): 56-62
・加藤司 2007 看護学生における対人ストレスコーピングがストレス反応に及ぼす影響, 東洋大学人間科学総合研究所紀
要, 7:265-275.
・鈴木英子ら 2014 新卒看護師が先輩看護師に対してアサーティブになれない状況とその理由, 日本看護管理学会誌,
18(1):36-46.
・國分康孝 1999 論理療法の理論と実際, 誠信書房, 東京.
・橋本剛 2015 貢献感と援助要請の関連に及ぼす互恵性規範の増幅効果 社会心理学研究, 31(1):35-45.
・エリザベス・キューブラー・ロス著, 川口正吉 翻訳 1971, 死ぬ瞬間―死にゆく人々との対話, 読売出版社

【著者・執筆】

大坪　陽子（おおつぼ　ようこ）

東京医科大学医療の質・安全管理学分野　助教
2007年広島大学卒業後、病院・クリニックなどで看護師として
勤務。2014年東京大学大学院修士課程修了（公衆衛生学修士）。
2017年より現職。

岡田　宏子（おかだ　ひろこ）

東京大学医療コミュニケーション学分野　特任助教
東京大学大学院博士課程修了。専門は医療者-患者間コミュニ
ケーション。本書は臨床で看護師教育に携わった経験から執筆。

【監修・執筆・編集協力】

雑賀　智也（さいか　ともや）

千葉大学客員研究員、メディカルライターズネット代表、メディ
カルライター・薬剤師
東京大学大学院医学系研究科公共健康医学専攻修了（MPH）
主な著書に『看護の現場ですぐに役立つ 人体のキホンと名前の
図鑑』（秀和システム）、『大腸がん 最新標準治療とセカンドオピ
ニオン』（ロゼッタストーン）、『図解入門 よくわかる公衆衛生学の
基本としくみ』（秀和システム）などがある。

【キャラクター】大羽　りゑ
【本文図版】タナカ　ヒデノリ
【編集協力】エディトリアルハウス

かん ご げん ば   やく だ
看護の現場ですぐに役立つ
かん ご   き ほん
看護の基本スキル

発行日　2020年 3月 1日　　　　第1版第1刷

著　者　大坪　陽子／岡田　宏子
　　　　おおつぼ　ようこ　おかだ　ひろこ
監　修　雑賀　智也
　　　　さいか　ともや

発行者　斉藤　和邦
発行所　株式会社　秀和システム
　　　　〒135-0016
　　　　東京都江東区東陽2-4-2　新宮ビル2F
　　　　Tel 03-6264-3105（販売）Fax 03-6264-3094

印刷所　三松堂印刷株式会社　　　　Printed in Japan

ISBN978-4-7980-5783-5 C3047